ウイルス学者の絶望

宮沢孝幸

宝島社新書

はじめに

私は2020年からこれまでに、新型コロナウイルス感染症対策についてさまざまな場所で講演をしてきました。テレビやツイッターなどのメディアでも発信しています。しかし、どうしても正確に物事が伝わりません。私の主張があまりにも「伝わらない」ことに愕然《がくぜん》としています。

しかし、それも当然の話で、テレビやツイッターでは自分の言いたいことをそのまま言えているわけではないからです。たとえばテレビには、「ワクチンに関してはここまでしか言ってはいけない」というおおよその決まりがあり、収録前に釘を刺されています。私が言いたい放題に発言してしまえば、その収録映像は全部お蔵入りになってしまいます。発信したことが消されたり、発信そのものができなくなることを避けるために、オブラートに包んだり、あるいは逆説的に表現したり、皮肉を交えたりしながら、「どうか気づいてほしい」というスタンスで発信しているのです。

このような理由もあり、私の主張はこれまで正しく伝わっていないようです。やはりきちんと説明しなければいけない。本書はそういった想いから企画したものです。

私はウイルスに関する多くの論文を書いてきました。こういうときに役に立ちたいと思って、一生懸命に研究してきました。それなのに、この混乱を収めるための役に立てていません。これまでの研究が活かされなかったことを悲しく思っています。

私は、今回のコロナ対策にも既存の知識を活かすべきであり、それだけでコロナ騒動はほとんど解決すると考えており、ウイルス学の専門家として科学的な態度で意見を述べているだけです。

本書では、私の解説や主張がなるべく広く伝わるように、専門的な用語をできる限り減らしながら執筆しました。免疫学やウイルス学の基礎知識がない人にも理解できるように平易に書いたつもりですが、それでもなお理解が難しい箇所もあるかと思います。それは仕方のないことですが、読者におかれましては途中で諦めることなく、最後まで一通り読んでいただけることを祈っております。

本文中でも述べますが、人は今までも、変異を重ねるコロナウイルスと長い間「共存」してきましたし、それはこれからも変わることはないでしょう。今もなお続いている新型コロナウイルスにまつわる混乱が、一日も早く収まるように、本書が皆さまの一助になることを切に願います。

宮沢孝幸

目次

第二章　新型コロナウイルスの正体

第三章 無知という大罪

第四章　ウイルスと免疫の基礎知識

第五章　コロナワクチンの限界と危険性

第六章　私が声を上げ続ける理由

第七章　ウイルス学者を悩ませた16の質問

カバー・帯デザイン／bookwall
本文ＤＴＰ／一條麻耶子
図版制作／田辺雅人

第一章　ウイルス学者の絶望

感染症法上の扱いを2類相当にし続けることは「違法」の可能性も

２０２３年１月20日、岸田文雄首相は、新型コロナウイルスの感染症法上の位置づけについて、原則として今春、結核やＳＡＲＳ（重症急性呼吸器症候群）並みの強い感染防止策が求められる「２類相当」から、季節性インフルエンザと同じ「５類」に引き下げる方針を示しました。そして、加藤勝信《かつのぶ》厚生労働大臣、後藤茂之新型コロナ対策担当大臣に対し、専門家による議論を進めるなど、対応の検討を指示しました。

これを「遅きに失した感もあるが、ようやく変わるのか」と前向きに捉える意見があるようです。

しかしこれは、そういうレベルの話ではないのです。

今回の新型コロナウイルス感染症を感染症法上で分類する際の根拠となった法律「新型インフルエンザ等対策特別措置法」第二十一条の１項および２項には以下のように記されています。

政府対策本部は、第十五条第一項に規定する新型インフルエンザ等にかかった場合の病状の程度が、感染症法第六条第六項第一号に掲げるインフルエンザにかかった場合の病状の程度に比しておおむね同程度以下であることが明らかとなったとき、又は感染症法第四十四条の二第三項若しくは第四十四条の七第三項の規定による公表がされ、若しくは感染症法第六条第八項若しくは第五十三条第一項の政令が廃止されたときに、廃止されるものとする。
内閣総理大臣は、政府対策本部が廃止されたときは、その旨を国会に報告するとともに、これを公示しなければならない。

また、同法の第三十二条の5項には以下のように記されています。

政府対策本部長は、新型インフルエンザ等緊急事態宣言をした後、新型インフルエンザ等緊急事態措置を実施する必要がなくなったと認めるときは、速やかに、新型インフルエンザ等緊急事態解除宣言（新型インフルエンザ等緊急事態が終了した旨の公示をいう。）をし、及び国会に報告するものとする。

現状は明らかに〝緊急事態〟ではありません。ですから、本来であれば緊急事態宣言を解除すると同時に、感染症法上で分類することも解除されるべきです。２類相当の分類のままにしている現状は、違法状態だと言えるのです。

今回問題になっているウイルス感染症を、日本では「新型コロナウイルス感染症」と呼んでいますが、これは日本での名称であり、国際正式名称は「ＣＯＶＩＤ－19（コビッド・ナインティーン）」です。「２０１９年のコロナウイルス感染症」という意味なのですが、ＣＯＶＩＤ－19を引き起こしたウイルスは２０１９年から何度も変異を繰り返していて、すでに「別物」と言ってもよいほどです。ＣＯＶＩＤ－19を引き起こすウイルスを「新型コロナウイルス」と政府が呼んでいるのだとしたら、そのウイルスはもう存在しないと言ってよいのではないかと私は思います。

ＣＯＶＩＤ－19を引き起こすウイルスから変異した２０２２年時点でのヒトコロナウイルスは、言うなれば「ＣＯＶＩＤ－22」を引き起こしています。今、流行しているヒトコロナウイルスはCOVID－19を引き起こしてはいないのです。ですから新型コロナウイルス感染症の分類は、いったん解除しなければなりません。

そのうえで、オミクロン変異体（一般にはオミクロン株と呼ぶ）によるものを5類にするのかしないのかという議論をするのがまっとうな手続きです。そして、その場合には、5類にする必要はないというのが私の考えです。オミクロン変異体が引き起こす症候群は、もはやただの風邪と言ってよいと思います。もちろん、呼吸器症状以外の症状も引き起こしていますが、風邪のウイルスである従来のヒトコロナウイルスも多様な症状を引き起こしていたはずです。ですから、新型コロナウイルスだけをわざわざ感染症法で分類して、特別扱いしてはいけません。

2022年12月21日に開催された新型コロナウイルス感染症対策アドバイザリーボードの資料（Ref.1）でも、2022年5～6月の段階で全年齢層において重症化率、致死率が季節性インフルエンザを下回っていたことがわかります。

しかも政府はワクチンを接種すれば免疫がつくと言っているのですから（この点に関しては後の章で詳しく述べたいと思います）、その意味でも2023年初頭時点での状況を総合的に判断すれば、感染症法での扱いは解除しなければなりません。

今回のワクチンは〝企画倒れ〟

そもそも今回、使用されているｍＲＮＡ（メッセンジャーアールエヌエー）ワクチンは、新型コロナウイルスへの対応策として企画倒れである、すなわち、呼吸器型のコロナウイルスに対するワクチンのコンセプトとして間違っているというのが、当初からの私の考えです。

このワクチンは、新型コロナウイルスの表面の突起の部分である「スパイクタンパク質」の遺伝情報が書き込まれたｍＲＮＡを、脂質ナノ粒子（ＬＮＰ）という脂質膜で包み込んだものが主成分です。それを体内に送り込むと、接種された人の細胞に取り込まれ、リボソームという細胞内小器官でｍＲＮＡに書かれている（コードされている）遺伝情報をもとにしてスパイクタンパク質がつくられます。

そのスパイクタンパク質に対する液性免疫（抗体）や細胞性免疫（ウイルスなどに感染した細胞を破壊する細胞傷害性Ｔ細胞〔キラーＴ細胞とも呼ぶ〕など）が誘

導されることで、新型コロナウイルスの感染や重症化を防ぐというのが、このワクチンの狙いです。

しかし、これは決して単純な話ではないのです。コロナウイルスに対するワクチンはもともと難しいものなのです。

家畜（ウシやブタ、ニワトリなど）や伴侶動物であるイヌに対するコロナウイルスのワクチンはありますが、そのウイルスを根絶することには成功していません。また、ネコにおいてはいまだに有効なコロナウイルスのワクチンはできていません（海外では市販されているワクチンがありますが、有効性は疑問視されており、国内では認可されていません）。これについては、第四章で解説します

また、ワクチンで中和抗体（ウイルスの感染性を失わせる抗体）を上げれば当座しのぎにはなりますが、変異には対応できません。変異したウイルスに対しては、抗体が逆効果になることがあります。何度も同じ抗原に対応したワクチンを接種していると、変異ウイルスが襲ってきても免疫がそれに対応できず、以前と同じ抗体ばかりをつくってしまう現象（抗原原罪）がインフルエンザウイルスでは知られて

います（Ref.2）。その現象が今回のコロナウイルスでも起こるのかはまだわかっていません。しかし、論理的には新しい変異体に対するワクチンを接種しても、中和能力のない非中和抗体のほうがより強く誘導されることが考えられます（第五章で解説）。医師を含む多くの人が抗体さえ上げればよいと思い込んでいますが、抗体が上がっていると変異ウイルスが出たときに、逆効果になってしまう可能性があることを忘れてはなりません。

それに、コロナウイルスワクチン推進派のなかには、「ワクチンによって集団免疫が達成できる。2度ワクチンを接種すればもう感染することはない」と言い切る人もいましたが、私は「そんなことはないだろう」と思っていました。というのも、冬に風邪を引き起こすヒトコロナウイルス（229Eと呼ばれるウイルス）は、まったく同じウイルスでも感染から時が経てば、再感染してしまうのです（Ref.3）。そのような性質があるので、ヒトコロナウイルス229Eが発見されて50年以上経つ今でも、このウイルスは人と共存状態にあるのです。

ワクチンとは感染を模倣して、免疫を誘導するものです。もしかしたら今回のm

RNAワクチンがとてつもない強い免疫を誘導して、本当にそうなるのかもしれないと思った時期もありました。しかしその時も、自然界でも起こり得ないことをワクチンが起こすとしたら、私は逆に怖いと思いました。

特定の病原体に対する免疫を強力に誘導すれば、他の病原体に対する免疫が弱くなる可能性があります。また、強力に免疫を誘導すれば、免疫が自分を間違って攻撃する（自己免疫と呼びます）可能性も高まります。そのようなワクチンはある意味博打《ばくち》です。そのような〝賭け〟で、ワクチン接種を万人に手放しで進めてしまってよいのだろうかと思っていました。

ワクチン被害はなぜ「因果関係が証明できない」とされるのか

現実にワクチン接種が始まって、政府が公表した新型コロナウイルス感染症対策アドバイザリーボードのデータで接種者と非接種者の重症化率を比較すると、2021年暮れから翌年2月あたりまでは、高齢者に対しては有効であったように見えました。コロナウイルス感染による死者を減らしたという意味ではよかったのかな、という思いはあります。

しかし、おそらくこの時期にも、ワクチンの副反応によって亡くなる人はいたことでしょう。たとえば、このワクチンには一時的に血圧を上昇させたり、血管を傷害したりするおそれがあるという研究報告があります。そのために動脈瘤が破裂して、くも膜下出血で亡くなる人がいた可能性も否定はできません。それが接種後に起きても、ワクチンが引き金だったと断定することは難しいでしょう。なぜならこのようなワクチンによる被害は数千人から数十万に一人の確率でしかなく、ワクチン接種でしか起こらない事象であれば気がつきますが、他の要因でも起こることなので、医師がそれと疑わない限り気づきようもありません。偶然だろうと思うことでしょう。

また、ワクチン接種後に心室細動を起こし、亡くなった人をすぐに解剖したとします。心臓にたくさんのスパイクタンパク質が沈着していて炎症像が見えれば、ワクチンの影響である可能性が高いと言えるでしょう。しかし、その場合でも、「ワクチン接種が直接の死因かどうかは疑わしい。別の要因で亡くなって、たまたまスパイクタンパク質が検出されただけだ」と逃げることができます。世界中でそうした状況が見過ごされているのではないかという疑念が残ります。

第四章で述べる抗体依存性増強（Antibody - Dependent Enhancement：ＡＤＥ）に関しても、死後すぐに血液を採り、試験管内で感染増強活性が検出されたならば、ＡＤＥが起きていたと考えられます。しかし、ワクチン推進派の言い分は「それは試験管内のことでしょう」「体内で本当に起きたかどうかは証明できない」となる。実際に体内でどういうことが起こったのかを調べることは不可能です。完全証明はできないから「因果関係があるかどうかは証明できない」と片づけられてしまうのです。

3回目以降の接種はリスクを高める

ワクチンが誘導する抗体が悪さをするのではないかということと、ワクチンが誘導する細胞性免疫が、ワクチンを取り込んだ細胞を攻撃するのではないかというおそれは、ワクチン接種を開始した当初からありました。先行接種していたイスラエルのデータを見る限り、2021年6月頃までは感染の封じ込めに成功しているように見えたので、私は危険性を認知しつつも静観していました。しかし、翌7月頃から、イスラエルで感染拡大が起こってきました。この段階で、ワクチンによる感染封じ込めは失敗に終わったことが明らかになりました。さらに、イスラエルやスコットランドで超過死亡（過去の死亡数の推移から予測される範囲を超えた死亡）がものすごく増えていました。とくにスコットランドでは、心臓血管系が原因とされた死亡者数が増えました。ワクチンで救う命だけでなく、ワクチンで失われる命があることが疑われました。

mRNAワクチンを2回接種することで、新型コロナウイルスのスパイクタンパク質に対する免疫が誘導されることは事実です。そして接種後、一時的には感染予防効果はあるのかもしれません。しかし、同じウイルス変異体の流行がずっと続いていたとしても、その感染予防効果は徐々に薄れていきます。それはなぜかというと、感染の予防の主役は鼻腔や口腔内などの粘膜上に出てくる抗体（分泌型IgAと呼びます）なのですが、今回のワクチンではそれがあまり誘導されないことと、誘導される粘膜上のＩｇＡ抗体の量が時間とともに徐々に減っていくからです。最近、公開された論文によっても、ｍＲＮＡワクチンの感染予防効果は低いことが明確になっています（Ref.4,5,6）。ただし、重症化予防効果はそれなりに長期間続くはずです。その理由については第五章で述べます。

つまり、このワクチンの感染予防効果は低いものの、重症化予防効果はある程度期待できるということです。

ところが、論理的に考えれば、2回目接種以降のブースター接種では次のようなリスクがあるのです。ブースター接種によってワクチンを取り込んだ細胞がスパイクタンパク質をつくり出すようになると、先の2回の接種によってすでに誘導された免疫（細胞傷害性T細胞）が、その細胞をウイルスに感染した細胞だと勘違いして、攻撃するようになる、つまり、自分が攻撃される危険性が考えられるのです。

「ワクチンは血流に入らない」を否定するデータ

ｍＲＮＡワクチンが世の中に出回った時、ワクチン接種を推進する人たちは、ｍ

RNAワクチンを筋肉に接種すると、ワクチンに含まれるLNP粒子はその脂質の性質上、血管に入らずにリンパ管に入りリンパ節にとどまると説明していました。そして、そのリンパ節で樹状細胞やマクロファージ（免疫担当細胞）に取り込まれるとのことでした。私は彼らが言っていることが本当にそうなのか、疑問に思っていました。果たして、すべてのLNP粒子がリンパ管に入っていくと言い切れるのでしょうか。

また、樹状細胞やマクロファージは体の組織に広く常在していて、侵入してきた病原体などを異物（非自己）と認識すると、感染部位にかかわらず、通常は、その局所で取り込みます。病原体を捕捉した樹状細胞は病原体を分解しながらリンパ管を流れていき、所属リンパ節（一番近いリンパ節）で抗原提示してT細胞やB細胞による特異的免疫反応を誘導します（第五章で解説）。

つまり、mRNAワクチンではこれとは違う手順で抗原提示されることになると言っているのです。LNP粒子に含まれたmRNAが所属リンパ節だけで免疫細胞に捕捉されるのかもわかりません。接種した腕側の脇（腋窩）のほか、首（頚部）

や鎖骨まわり（鎖骨上窩）のリンパ節が強く腫れる副反応の報告もあげられていますが、これを肯定的に解釈することに問題はないのでしょうか。リンパ節を出た後のリンパ液は、リンパ本幹に集められて胸管から鎖骨下静脈に入り血液に合流します。リンパ節で完全に捕捉されなかったとしたら、いずれ血液に入っていくはずです。本当にｍＲＮＡワクチンが血流に入らないのか、わからないのではないかと思っていました。

ところが、ラットでのワクチン接種実験の結果が、国の正式な機関である医薬品医療機器総合機構（ＰＭＤＡ）から公開され（Ref.7）、ネット上で大騒ぎになりました。それは、ラットの筋肉にｍＲＮＡワクチンを接種すると、ｍＲＮＡワクチンのＬＮＰが、肝臓、脾臓《ひぞう》、副腎、卵巣などに移行するというデータだったのです。このデータには大変驚きました。ワクチンを推奨する人たちがデマとして否定してきたことがそうではなかったと明らかになったのです。

正常細胞が免疫に攻撃されるリスク

これが人でも同様に起これば、論理的に考えると、ブースター接種後にはこれらの臓器や組織が、自分が誘導した免疫（細胞傷害性T細胞）に攻撃を受けてしまうことになります。たとえばワクチンが肝臓に取り込まれて、肝細胞が細胞傷害性T細胞に攻撃されれば、肝臓が傷害されるでしょう。その場合、自己免疫性肝炎に似た症状が起こる可能性があります。実際にワクチン接種後に自己免疫性肝炎が報告されています（Ref.8）。さらに、ワクチン接種後、ひどい疲労感に苦しんでいるような人は、細胞性免疫によって副腎の細胞が傷害されてしまい、副腎皮質ホルモンが低値になっている可能性があります（Ref.9）。統計上でははっきりしていませんが、卵巣炎や生理不順などの声が多く聞かれるようになったことも（Ref.10）、やはりワクチンの影響による可能性はあると考えます。

ところが、ワクチン推進派は、たとえそのようなデータが本当だったとしても、影響は軽微であるとはねつけていました。しかし、私は軽微であるかどうかはラットのデータからではわからないと思いました。実際に、ワクチン接種後に遷延《せんえん》する

（長期間持続するという意味）副反応が多数報告されていたわけですから。

ｍＲＮＡワクチンによって大量につくり出されるスパイクタンパク質自体に血管を傷つける毒性があります（Ref.11）。さらに、ワクチンによってスパイクタンパク質をつくり出すようになった細胞に、誘導した抗体が結合して、補体（抗体と一緒に細胞に穴を開けて傷害する生体物質）やナチュラルキラー（ＮＫ）細胞（がん細胞を攻撃する細胞であるが、抗体と一緒になってウイルス感染細胞も攻撃できる。これを抗体依存性細胞傷害［ＡＤＣＣ］という）によって攻撃されるリスクもあるわけです。

ｍＲＮＡワクチンを緊急承認するかどうかを議論した審議会でも、ある委員がワクチンの追加接種によって危険が生じるのではないかと指摘していました（Ref.12）。その時、製造者側は、ラットを用いた反復投与毒性試験の結果から安全性に懸念は認められていないと回答しています。

この試験デザインを調べると、ワクチンを1週間おきに計3回投与して、その後ラットの組織を検査していました（Ref.13）。製造者側はラットの肝細胞に見られた空胞化はＬＮＰの細胞毒性によるものだろうとし、また、このとき得られた肝障害を示唆する血液検査の異常値についても軽度で回復性が認められたということで、毒性学的意義は低いと考えると結論づけています。この試験で急性の毒性は調べられるかもしれません。しかし、接種してからの期間が短すぎて、誘導された免疫による攻撃の影響を調べることはできません。

先の委員は、３回目の接種によって細胞性免疫による攻撃が起こり得ることを予見して疑義を呈したのだと思いますが、製造者側の回答はそれに対する答えになっていませんでした。それなのに件《くだん》の委員は、「わかりました」と言って引き下がってしまいました。なぜ引き下がってしまったのか、私には理解できません。

激増する超過死亡

２０２２年3月にアメリカ・ワシントン大学の研究チームがイギリスの医学専門誌『Lancet』に、74の国と地域を対象に２０２０年1月から２０２１年12月までの超過死亡数を推定した論文を発表しました（Ref.14）。その中で日本の超過死亡数は11万1000人と推定されています。

また、2022年7月に厚生労働省の発表した「令和3年簡易生命表」によれば、日本人の平均寿命は女性87・57歳、男性81・47歳となりました（Ref.15）。その前年は女性87・74歳、男性81・64歳でしたから、わずかですが日本人の寿命は縮んだことになります。平均寿命が前年割れするのは、東日本大震災があった2011年以来のことです。

2020年は超過死亡が少なく平均寿命も過去最長でしたから、その分、死亡者数が増えたとも考えられるのですが、その後も超過死亡は増え続けています。人口動態統計速報によると、2022年8月の前年同月と比べた死亡者数は約1万8000人の増加となっています。

この増加分を新型コロナウイルスのオミクロン変異体のせいだとする声もありますが、それはさすがに無理があります。なぜなら、増えているのは脳血管系や心臓疾患系が原因の死亡者であり、呼吸器系の感染症である新型コロナウイルスによるものとは考えづらいからです。

「新型コロナウイルス感染によって血管系の疾患なども増えるのだ」と言う人もいますが、それも大幅な超過死亡の増加を説明するには無理のある主張です。それにもし、コロナによって死亡者が増えたのだとしたら、それは「ワクチンを接種したことによって、よりコロナで死にやすくなった」とも考えられます。

私は、2回目のワクチン接種までは、ある程度効果はあったと考えています。しかし、長期的には悪影響が出て、トータルでは逆効果になるのではないかと懸念していました。実際に、2回目接種の時点ですでに超過死亡は増えつつあったのです。そして3回目のワクチン接種が始まった2021年12月以降は、ワクチン接種と超過死亡の増加が同調し始めました。

現時点では、これがワクチンによるものだとする確固たるデータが揃っていないために、ワクチンによるものではないと主張する人たちとどうしても水掛け論になってしまいますが、いずれ「結果」として現れてくると思っています。

ｍＲＮＡワクチンの「3回目接種」は回避したかった

２０２２年11月、大阪に本社がある塩野義製薬は、かねてより開発を進めてきた新型コロナウイルス用ワクチンの製造販売について、「ＣＯＶＩＤ－19の予防」を適応として厚労省に承認申請を行いました。国内の製薬会社による承認申請は初めてのことです（国内２例目として２０２３年１月、第一三共が追加接種用ｍＲＮＡワクチンの承認申請を行いました）。

塩野義製薬の発表によると、このワクチンは「組換えタンパク質ワクチン（コンポーネントワクチン）」で、これは先行しているｍＲＮＡワクチンと比べれば安全だと言えます。コンポーネントワクチンのタンパク質は免疫細胞（異物を取り込んで抗原提示する樹状細胞など）に取り込まれ、ｍＲＮＡワクチンのように免疫細胞以外の細胞に入り込むようなことはほとんどないからです。しかし、コンポーネントワクチンでもＡＤＥの危険性は残ります。

先述したようにｍＲＮＡワクチンにはＡＤＥだけでなく、自己が誘導した免疫による正常細胞への攻撃リスクが常につきまといます。ｍＲＮＡワクチンの接種が

「国策」として進んでしまった以上、2回目までは仕方がないと思いましたが、私は「3回目以降はmRNAワクチンはやめましょう」「変異体が出現して、さらに対応が必要となったときには、せめてコンポーネントワクチンを選択しましょう」と警告を発してきました。なんとしてもmRNAワクチンの3回目接種は回避したかったからです。

どうしても追加接種をしたいのであれば、塩野義製薬のコンポーネントワクチンがよいと思い、そのためには特例承認を早く受けてほしかった。ファイザー社製のオミクロン変異体（BA・4－5）対応の二価ワクチンは、マウスの実験だけで承認されました。それならば、塩野義のコンポーネントワクチンも安全性が確保できれば、大規模な臨床試験はいらないでしょう。承認前にフライングしてでも塩野義のほうでつくっておいて、承認が下りると同時に接種を進めるべきだったのではと思います。それがいまだに承認されていないどころか、ようやく申請をしたというのでは、あまりにも遅すぎます。

それに、新型コロナウイルスに対するmRNAワクチンの接種は基本的には高齢者や基礎疾患をもった人だけでよかったと思います。新型コロナウイルスのスパイクタンパク質は何度も変異しています。スパイクタンパク質を標的にすると、新たな変異体が出てくるたびに、そのスパイクタンパク質に合わせたワクチンを接種するという〝いたちごっこ〟になりかねません。

また、ウイルスは時間とともに弱毒化するはずなので、ワクチンはいずれ不要になります。ですから、当座は新型コロナウイルスに対して弱い人だけを守ればよかったと思います。新型コロナウイルスで重症化する可能性が低い人に、安全性がまだよくわからずに「逆効果」になる可能性があるワクチンを、わざわざ接種する必要はなかったと思います。

接種前のN抗体の調査はなぜスルーされたのか

ｍＲＮＡワクチンを接種する前に新型コロナウイルスに感染した人は、その時点で細胞性免疫をもっていますから、１回目の接種（初回免疫）から自分の体が攻撃される危険性が生じます。だから接種するにしても、その前にＮタンパク質（ヌク

図1　新型コロナウイルスの模式図

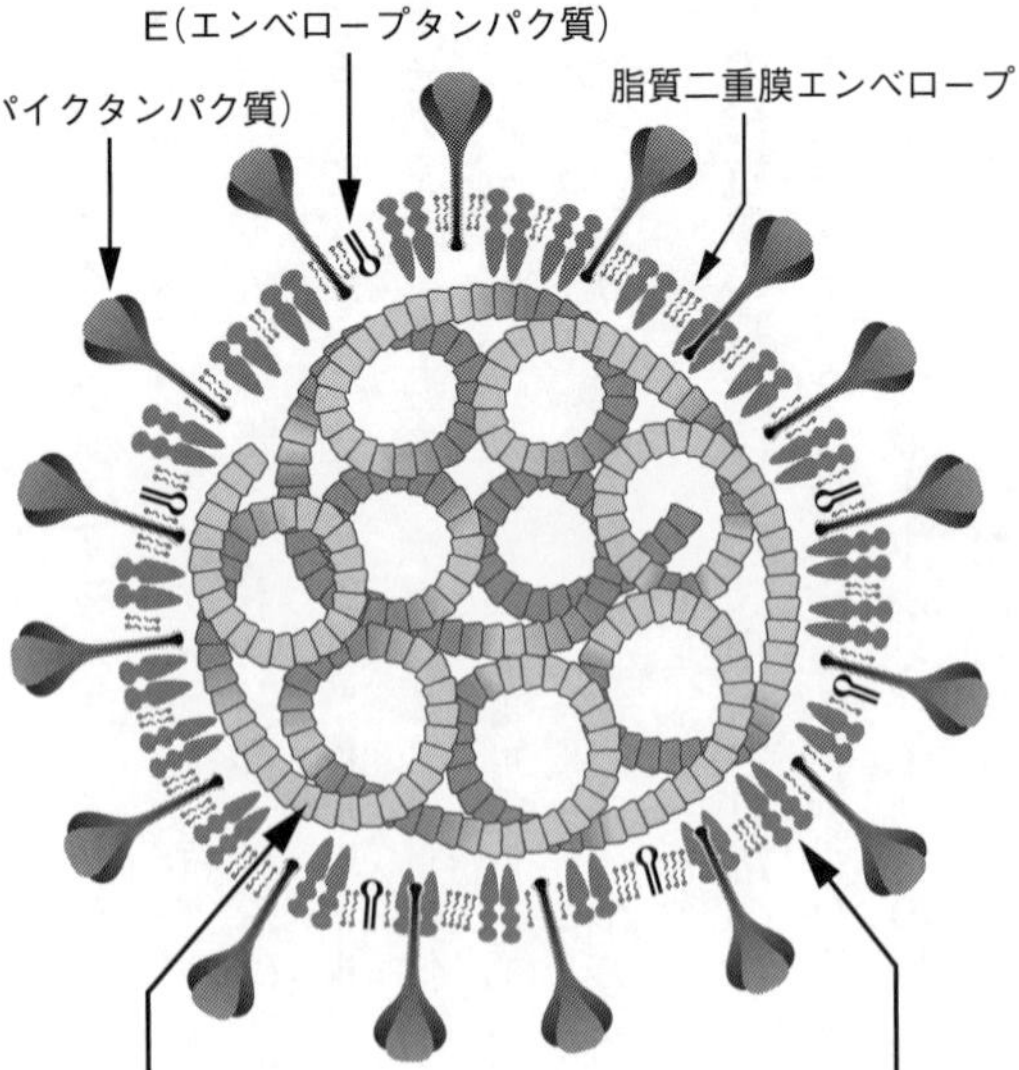

コロナウイルスは感染細胞の細胞膜由来のエンベロープ(脂質二重膜)をもつ。エンベロープには、スパイク(S)タンパク質の他にエンベロープ(E)タンパク質とインテグラルメンブレン(M)タンパク質が埋め込まれている。Sタンパク質は明瞭な突起をもっている。ウイルス粒子中にはウイルスのゲノムRNAが入っており、ゲノムRNAはヌクレオカプシド(N)タンパク質で覆われている。文献16を参照して作図

レオカプシドタンパク質）に対する抗体（N抗体）を調べるべきだとも言ってきました。

「N抗体をもっている人は、mRNAワクチンを接種してはいけない」とするべきだと思います。

N抗体が何かわからないと思うので、簡単に説明します。Nタンパク質は、ウイルスのmRNAを包むタンパク質のことです【図1】。自然に感染すると、スパイクタンパク質に対してだけでなく、Nタンパク質に対する抗体もできます。ウイルス1個当たりのNタンパク質の個数はスパイクタンパク質の個数よりもはるかに数が多いですし、免疫誘導能も高いので、感染歴の有無はN抗体をもっているか否かで大まかに知ることができます。ただし、他のコロナウイルスのNタンパク質に対する抗体が新型コロナウイルスのN抗体保有検査に反応してしまう場合もあるかもしれません。

とくに日本人の場合は、すでに旧型コロナウイルスへの免疫があったかもしれません。新型コロナウイルスの流行の初期には、それがいわゆる「ファクターX」となって、欧米に比べて感染拡大を抑えられたとも考えられるからです。

旧型コロナウイルスに対する細胞性免疫が交差反応（過去にある病原体に感染したことで、その病原体に似ている別の病原体に対しても免疫が働く現象のこと）を起こして、新型コロナウイルスの感染細胞にも働くという事実は、日本の理化学研究所の論文でも示されています（Ref.17）。

感染しても抗体をつくり出さず、細胞性免疫のみでウイルスを撃退してしまうケースがコロナではあることも考えられます。また誘導されたN抗体が時間の経過とともに大きく減弱してしまった人もいると思います。その場合、すでに感染していても、N抗体が検出できないこともあり得ます。

それならば、抗体ではなく新型コロナウイルスに細胞性免疫が反応しているかどうかを確かめるべきなのですが、それはかなり大変で、労力もお金もかかります。ワクチン接種希望者に対して、これをルーティンで行うことは無理でしょう。

ワクチンが感染を阻止することが難しい理由

ｍＲＮＡワクチンについてテレビ番組などで聞かれると、私は最初から「自分は打ちません」と話していました。理由を問われれば「このワクチンのコンセプトに納得していないからです」「自分ならもっとよいものをつくるから」と答えていました。他の出演者に呆れられている感じがしたことを覚えています。テレビで「ｍＲＮＡワクチンは危ないから」とは言えないので、これがギリギリの表現でした。

ｍＲＮＡワクチンによってつくられるのがウイルスの感染を防ぐ中和抗体だけなら問題ありませんが、同時にウイルスの感染を防がない、役立たずの「非中和抗体」も上げることになります。またｍＲＮＡワクチンを接種しても、血中の抗体ばかりが上がります（粘膜面で防御する抗体はあまり上がりません）。それだと重症化はある程度は防げるかもしれませんが、感染自体を防ぐことは困難です。ですから私は、ワクチンを開発するにしても、スパイクタンパク質をターゲットにするならば、鼻に噴射するようなタイプにするべきだと考えていました。

抗体の機能をもつタンパク質である「免疫グロブリン（Immunoglobulin（略称

Ｉｇ」）」には、大別してＩｇＧ、ＩｇＭ、ＩｇＡ、ＩｇＤ、ＩｇＥの5種類（クラス）があります。それぞれ機能が異なるのですが、このうち最も中和活性（ウイルスの細胞への感染を阻止する活性）が高いのがＩｇＧです。ｍＲＮＡワクチンによって主に誘導されるのもこのＩｇＧで、ほとんどが血中に存在します（詳しくは第五章を参照）。

これに対し、ウイルスが最初に侵入する経路である鼻腔、口腔などの粘膜に出てくるのがＩｇＡ（とくに分泌型ＩｇＡ）です。もし呼吸器型の新型コロナウイルスへの感染を阻止しようとするなら、ＩｇＧよりむしろ分泌型ＩｇＡを上げなければなりません。ですから、ＩｇＡを上げやすい鼻の粘膜に噴射するタイプのワクチンにすべきだと私は考えてきました。実際、インフルエンザでは、鼻に噴射するタイプのワクチンが開発されています。

原理的に考えて、主に血中の抗体を上げる現在のｍＲＮＡワクチンでは、感染を阻止することは難しいのです。それでも新技術を使ったワクチンなので、「もしかしたら集団レベルでものすごい免疫を誘導して、短期間に新型コロナウイルスが人間社会から消える〝かも〟?」という期待をしなかったわけではありません。おそらく、そんなことはできないだろうとは思っていましたが、やってみないことにはわかりません。

しかし、日本に先行して接種が行われたイスラエルやイギリスなどのデータを見ても、このワクチンで感染拡大を抑えることはできませんでした。超過死亡も増えたので、「結論が出たのだから、じきにストップがかかるだろう」と思っていたのです。

ところが、日本政府はワクチン接種を推進し続けました。科学的に見て、こんなに間違った判断はありません。

インフルエンザワクチンとのW接種のリスクは「不明」

インフルエンザと新型コロナウイルスの同時流行のおそれがあるといって、両方のワクチンを接種することについてのアナウンスもなされています。

インフルエンザのワクチンは従来の製法でつくられた実績のある不活化ワクチン

でしょうから、これ自体の危険度は低いはずです（ただしアナフィラキシーはこのワクチンでも起こり得ます）。しかし、これと新型コロナウイルスのｍＲＮＡワクチンを同時に接種した場合にはどうなるのか。

それについては未知のことなので「わからない」としか答えられません。まだ誰もやっていない段階で「大丈夫だ」と断言することなどできません。だから政府も、「できるようになりました」とは言いますが「打て」とは言わない。データもないのに「安全だから打つべき」と言えるわけがないのです。

効果についても副反応についても曖昧《あいまい》にしたまま、ワクチン接種を推奨し続ける政府の態度は、新型コロナウイルスにまつわる諸問題の解決を後回しにしてでも、とにかくワクチンを接種させることが至上命令になっているように見えます。

予算の無駄遣いと指摘されないために廃棄するワクチンを減らしたい、そんなふうにも見えてしまうのです。

ネット上では「厚労省の官僚たちはワクチンの危険性を知っていて、10パーセントぐらいの人しか接種していない」といった言説が見られます。これについては、私はそんなことはないと思います。実際に厚労省に勤める知人は「接種したくないのに2回接種させられた」「接種しないとこの職場では働けないから」などと言っていました。ただし、これは2回目までの話で、3回目以降の接種についてはわかりません。

そもそも、「厚労省の官僚はワクチンを接種していない」などと囁《ささや》かれた際に、きっぱり否定せず黙っているから疑いをかけられるのです。「厚労省の職員が接種していないと国民に対して示しがつかない」というような配慮があってのことかもしれませんが、それでもデータを持っているのなら出せばよい。それがワクチンを推奨する側としての、責任ある態度というものでしょう。

ワクチンの危険性に関する情報の乏しさ

緊急事態とは言えない状況でいまだに特例承認のワクチン接種が進んでいることについては、製薬会社、政治家、厚労省、分科会、マスコミのそれぞれに責任を問いたい。

ワクチンを製造販売している製薬会社は最初からｍＲＮＡワクチンに一定のリスクがあることは想定していながら、これを隠蔽《いんぺい》していたのではないか。いや、製薬会社が公表していた部分に関しても、政府や厚労省はあえてこの話題を避けてきたのではないか。

２０２０年９月２日のＰＭＤＡワクチン等審査部による「新型コロナウイルスワクチンの評価に関する考え方」でも新型コロナワクチン接種で引き起こされる可能性のある疾患増強として、ＡＤＥと呼吸器疾患増強があげられています。そのため、ワクチン等審査部は、開発時には被験者に対して疾患増強の理論上のリスクを知らせる適切なインフォームドコンセント（説明と同意）を求めています。今回のように特例で認可した新規技術の医薬品であれば、この考えに準じてもう一歩踏み込んで、国民に説明してもよかったのではないでしょうか。「現時点においてそのような副反応が確認されたとの報告はありません」と言うだけでよいのでしょうか。

政治家は、本来であればきちんとリスクを判断したうえで国民を導かなければいけない立場です。

官僚は現場から集めたデータからワクチンの危険性が見えてきたときにはワクチンの勧奨をやめなければいけません。専門家会議、分科会については本当に中立だったのかという疑念が捨て切れません。

国内での接種が開始される前には新型コロナウイルスワクチンで健康被害が起きた場合、その損失（訴訟費用や賠償金）を政府が製薬会社に代わって補償する契約を締結することができる法律（予防接種法及び検疫法の一部を改正する法律 令和2年法律第75号）が成立し、施行されました（令和2年12月9日）。ワクチンの確保を他国と競って海外の製薬会社との契約条件を有利にするためだったといわれていますが、本来は製薬会社が負うべき責任です。それを政府が肩代わりして負う、つまりは、国民の税金で負うということです。もちろん、健康被害がお金で取り戻せるものでないことは言うまでもありません。

マスコミはさんざん新型コロナウイルスの危険性を煽りましたが、現実には感染しても、ほとんどの人は大事に至ることなく回復していました。そのことをきちんと報じていれば、皆あれほどまでにコロナを恐れなかったはずです。

誰もがコロナに感染する

ワクチン問題はもちろん重大ですが、それ以前に政治の問題も大きいと思います。当初、私が批判していたのは、政府の過剰で的外れな感染対策でした。

確かに初期の新型コロナウイルスは比較的病原性が高いものでした。それでも高齢者や基礎疾患のある人だけを守ればよく、多くの人たちはいつもどおりに過ごして経済を動かし、政府も無駄な財政出動をしないことが肝要だったのです。

弱者にとっては恐ろしいウイルスだとはいえ、基礎疾患がなくて健康な若い人にとってリスクは十分に低かったので、全員が「ステイホーム」する必要はないし、わざわざ感染するような行為をしなければ外出しても構わないと考えていました。レストランへ行ったら小声で会話するよう心がけるくらいでよかったはずです。

お酒を飲むにしても、どんちゃん騒ぎはせず、静かに飲むのはよいでしょう。この程度の感染拡大力のウイルスなら少しの時間静かに会食したり、スーパーで買い物をしたぐらいで感染するはずもないのです。

だから、私は「過度な自粛をやめてくれ」と言っていました。緊急事態宣言を発出したところで感染者数の減少が速まることがないことは、2020年5月までのデータにも表れていました（Ref.18）。今から比べると感染者はほとんどいないに等しいほど少なかったのに、なぜ一斉に店を休業させなければいけなかったのでしょうか。

そもそも新型コロナウイルスはなくなるものではありません。誰もが一生の間に少なくとも1回か2回はかかるのです。だから弱毒化するまではかからないように注意し、治ったら免疫がついたと喜んで皆のために働く。それでよかったのです。

それなのに、新型コロナウイルスにかかった人を批判するような風潮が今でもあります。そんなことはまったくの筋違いです。多くの人が感染しないと終わらないのですから、むしろ感染した人には「ありがとう」と言わなければいけません。

「Go To トラベル」は悪者ではない

2020年7月に開始されたGo Toトラベル制度が「感染拡大の原因だ」と批判されたのもまったくバカげた話でした。

山手線の満員電車ですらクラスターは発生しないのに、新幹線や飛行機の移動で感染するはずがありません。むしろ旅行に出かけて、リラックスして健康状態をよくするほうが、よほど感染拡大防止につながるでしょう。

Go Toトラベルはよくできた制度で、旅行すれば旅館が儲かるだけでなく、移動、納入業者も潤います。タクシーの運転手さんに聞いても、「地域共通クーポンで乗車するお客さんが多い」と喜んでいました。

2020年の10月に鳥取県の境港《さかいみなと》の旅館に泊まった時のこと。オーナーさんに話を聞くと、緊急事態宣言で営業はできなかったけれど、その間も従業員は誰一人として解雇しなかったとのことでした。そのためにかかったコストは相当なものだったはずです。客室は全室に空気清浄機を2台置くなど涙ぐましい努力をしていて、それでも「Go Toトラベル制度のおかげで潰れなくて済んだ」と喜んでいたのです。

Go Toトラベル制度も最初は国民からも受け入れられてうまくいっていました。多くの人々が感染に注意しながら外に出ることを学んでくれた。これでようやく正常化するだろうと私もほっとしていたのです。

しかし、11月に入り、また感染者数が増えてくると、世間はGo Toトラベルを悪者にしようとしました。Go Toトラベルのせいで感染者が増えたというのですが、そんなわけはありません。感染者増加は季節性のものです。

私がそのように説明すると、「証拠を出せ」と言う。「北海道のすすきので、東京型（型は当時の俗語）のウイルスが広がっているのはGo Toトラベルのせいだ」と言うのですが、それは違います。Go Toトラベルが始まる前から東京型のウイルスは北海道で確認されていました。だいたい人流という点で見れば、東京の通勤に伴う人の移動のほうがはるかに多いのです。

政府も感染対策を徹底しつつ継続させるとしていましたが、11月20日に分科会が「感染状況から強い対策が必要」とし、Go Toトラベルの運用見直しを求めてきました。それを受けて、12月14日の政府対策本部の会議で「感染拡大の予防措置」としてGo Toトラベルは中断されてしまいました。

政府の対策はただの「責任逃れ」

なるべく感染しないように心がけながら過ごして、高齢者や基礎疾患をもっている人だけ1回か2回ワクチンを接種しておけば、今頃コロナ禍は終わっていたはずです。しかしそうはなりませんでした。

いまだに日本では、たとえばマスク着用への過剰反応が続いています。2022年11～12月にカタールで行われたFIFAワールドカップを見れば、観客は誰もマスクなんかしていないのに、日本でマスクをせずに外出すると、どことなく嫌な目で見られてしまいます。政府が「屋外でのマスク着用は原則不要」との見解を示しても、ほとんどの人が一向にマスクを外そうとはしません。

こうした日本人の態度は「同調圧力によるものだ」とも指摘されます。確かにそうした面はあるでしょう。ですが、それと同時にやはり政府の曖昧な方針によるところも大きいように思います。

「外出時にマスクはいらない」と言いながら、政治家たちは相変わらず、自ら率先するかのようにマスクを着用しています。

マスクに限ったことではなく、その他のさまざまなことに関しても、私には「責任逃れ」でやっているようにしか見えません。2類相当の分類を変えないのも、ワクチンを推奨するのも、大所高所から見ればこんなバカげた対策はあり得ません。

それでも政府がこうした愚行を続けるのは、世間からの批判を恐れて決断ができないからではないでしょうか。とりあえず過剰な対策を続けておいて、何か問題が起こったときに「ベストを尽くしました」と誤魔化すための、単なるエクスキューズ（言い訳）です。

そもそも当初から、日本の陽性者数や死亡者数は英国などに比べて桁違いに少なかったのだから、世界基準で警戒する必要はありませんでした。海外のデータはそれぞれの国の基準で出されたものにすぎず、日本人は日本のデータを見て、自国なりに判断すればよかったのです。それなのに日本は終始、ＷＨＯ（世界保健機関）やＣＤＣ（米国疾病予防管理センター）の言いなりで、その姿勢は今も変わっていません。

第二章　新型コロナウイルスの正体

決して未知のウイルスではない

２０１９年末、中国・武漢市で始まったコロナ騒動について、「未知のウイルスで対応策がわからなかったから、これだけ大きな騒ぎになった」という意見をよく見聞きします。しかし、私はそうではないと思っています。

まず、専門家を標榜しているのに、今回のコロナウイルスを「未知」と言う人がいたことに非常に驚きました。「新型」ではあるものの、決して未知のウイルスではありません。

２００２～２００３年にはＳＡＲＳ（重症急性呼吸器症候群）コロナウイルスが流行、２０１２～２０１４年頃にはＭＥＲＳ（中東呼吸器症候群）コロナウイルスが流行したことで、欧米や中国ではそれらウイルスの研究がかなり積極的に行われていました。

そして今回の新型コロナウイルスは、遺伝子配列的にＳＡＲＳコロナウイルスと非常に近いものであることが早い段階で確認されていました。そのため、このウイルスの国際正式名称は「ＳＡＲＳコロナウイルス２型」（ＳＡＲＳ－ＣｏＶ－２）

とされています。ＳＡＲＳコロナウイルスに関する論文は山のようにありましたから、今回のコロナは決して未知のウイルスではありません。ほとんどの部分はすでによくわかっていたのです。

感染メカニズムもほぼわかっているし、ウイルスの不活化（感染性を失わせる）条件などの防御の方法もわかっている。未知などではなく、ＳＡＲＳコロナウイルスとほぼ同じですからＳＡＲＳコロナウイルスの亜種と考えてもよいものだったのです。

新型コロナウイルスも含む「オルトコロナウイルス亜科」には数十種類のウイルスが存在します。

オルトコロナウイルス亜科に属するウイルスの形状は非常に特徴的で、スパイクタンパク質と呼ばれる何十個もの突起がウイルスの外側にあるため、電子顕微鏡で見ればすぐにそれとわかります。

コロナはギリシャ語で王冠を意味し、この突起状のスパイクタンパク質によって形態が王冠に似ていることから、１９６０年代後半に「コロナウイルス」と名付けられました。一つのウイルスにスパイクタンパク質が何個あるのかは、電子顕微鏡写真で数えることができます。ウイルスが球状であるため裏側まですべてを確認することはできませんが、数十個はあると思われます。

SARSコロナウイルスと新型コロナウイルスは系統樹上でも同じ系統に属していて、もともとはキクガシラコウモリがもっていたウイルスです。

コウモリの研究者から聞いた話によると、キクガシラコウモリはアフリカ大陸からヨーロッパ、中東、アジア、日本まで広く分布しており、60種類以上いるそうです。そして今回の新型コロナウイルスは、中国やタイあたりのキクガシラコウモリから検出されたコロナウイルスに似ているのです。

日本にもキクガシラコウモリは生息しています。そして、その他の種のコウモリ(ユビナガコウモリ)からも同系統のウイルス(ベータコロナウイルス)が見つかっていたそうですが、これについてはまだ論文になっていません。

発生直後に「ウィズコロナ」で切り抜けられると確信

２０１９年の12月に今回の新型コロナウイルスが発生して、最初は私も「これはまずい」と思いました。ところがクルーズ船のダイヤモンド・プリンセス号や、その後、武漢からチャーター便で帰国した人たちの様子を見て、「これは乗り切れる」と思ったのです。

その後、疫学データからどのぐらいの感染力と病原性があるのかということがわかったので、「なるほど、これはもうウィズコロナでやっていくしかない」「死亡率を見てもこの程度であれば、日本で亡くなる人は２０２０年に最大でも年間４万人、実際には８０００人ぐらいで収まるのではないか」と思いました。実際には、厚生労働省の発表によると２０２０年12月31日までに新型コロナウイルスで亡くなった人は３４１４人ということで、私の予想を大きく下回りました。

それであれば、医療政策は慌てずに淡々と進めればよいことで、ロックダウンなど必要ありません。普通に対策を講じれば収まる話だったのです。

ところが、世の中はどんどん大袈裟な方向に進んでいきました。政府が一斉休校を言い出して（2020年2月）、あれよあれよという間に「コロナは恐ろしい」という空気が醸成され、「ロックダウンをしろ」「ゼロコロナだ」などという騒ぎになっていきました。

これに私はびっくりしたわけです。「それは間違っていますよ。ウィズコロナでやっていくべきですよ」「最初は病原性が高くても、数年で落ちますよ」と発言しましたが、私の意見に耳を傾ける人はほとんどいませんでした。

現実に病原性は落ちていきましたし、さらに言えば、最初から若年層ではまったくと言ってよいほど死亡者は出ていなかったのです。

最初の緊急事態宣言が明けた後の2020年6月には、「クラスターが発生した」と報道された新宿区歌舞伎町のホストクラブを中心に自ら聞き取り調査を行いました。クラスターが起こったというホストクラブでは6割から7割の人たちが感染していましたが、誰一人として怖がっていませんでした。なぜなら、熱はあまり出ないし、出たとしても38度程度。数割に味覚障害や嗅覚障害はあったのですが一過性で、命にまったく別状はなかったからです。

その後、さまざまなデータを見てみると、確かにイタリアではたくさんの人が亡くなっていましたが、そのほとんどは高齢者で、さらに基礎疾患がある人でした。基礎疾患がない高齢者にとっても過度に恐れるものではなかったのです。

こうしたデータから、当然「基礎疾患がある人と高齢者だけ守ればよい」という結論が導き出されます。それ以外の人たちは普通に生活していれば、混乱はすぐに終わるという話なのです。

このパンデミックは大多数の人が感染しないと終わらないけれど、逆に大多数の人が感染すれば終わる――。もちろん基礎疾患のある高齢者など感染させてはいけない人がいるわけですから、その人たちをしっかり守ればよい。それだけの話だったのです。

2020年のゴールデンウィーク明け、緊急事態宣言が延長された際に、政府は「新しい生活様式」などと言い出して、それ以降はソーシャル・ディスタンスを推奨しました。しかし、そんなことを真面目にやっていたら経済は回らず日本は終わってしまいます。

繰り返しますが、新型コロナウイルスの流行は、ある程度の割合の人が感染しなければ終わらないのです。それなのに「ロックダウンすれば終息する」「あと少しだけ我慢をすれば明るい未来が待っている」などと言うのですから、まったく話にならない、という思いでした。

「100分の1作戦」で感染対策は十分だった

新型コロナウイルスにはいずれは誰もが感染します。感染対策をするのはあくまで感染爆発による医療逼迫《ひっぱく》を避けるためです。その感染対策として私は、「100分の1作戦」というものを提唱しました（Ref.19）。これは「ウイルスを感染しない量にまで減らそう」というものです。

具体的には「エアコンをつけていても、窓を開けて換気する」「会話をするときはマスクをする」「目鼻口（粘膜部分）を触る前には短時間でよいので手洗いをする」「手洗いができないときはウェットティッシュなどで拭く」といったものです。

これぐらいのことに気をつけておいて、体が取り込むウイルスの量を100分の

1に減らせば、感染はほぼ防ぐことができる。これはウイルスの専門家からすればきわめて当たり前の話なのです。

「100分の1作戦」だけで大丈夫だ、皆が正常な社会生活を送るにはそれしかないとずっと言い続けたのですが、それから何度も緊急事態宣言が繰り返され、まん延防止等重点措置（まんぼう）が適用されました。

新型コロナウイルスはエアロゾル感染（空気中に漂うウイルスを含む微小の飛沫を吸い込むことによって感染する伝播《でんぱ》様式。これについては後で詳しく説明します）をするわけですから、もちろん飲食店でも感染は起こります。社会においてエアロゾル感染を制御し続けることは無理な話です。ですから、「100分の1作戦」だけを心がけて、できるだけいつもどおり生活を送るべきだと何度も何度も言ってきました。

ソーシャル・ディスタンスという「拷問」

正しいことをきちんと言い続けていれば、皆さんに伝わるはずだと思っていましたが、私の話はなかなか伝わりませんでした。そのため、私は2020年5月頃からメディアなどにも出演するようにしました。政府がソーシャル・ディスタンスを遵守するよう言い出したからです。

緊急事態宣言が終わっても、「ソーシャル・ディスタンスを保ってください」などと言っていたら、被害を受ける業界が必ず出てきます。

たとえば、音楽業界がそうですし、映画業界もそうでしょう。ライブハウスや映画館で人と人との距離を2メートル以上とるために、2席もしくは3席ごとになるように間を空けてお客さんを入れろというのは無理な話です。キャパシティが100人の会場で、実際に何人のお客さんを入れられるのか。それで営業を続けてくださいと言われても、できるわけがありません。

ライブのチケットを1枚3000円で売り、4組のミュージシャンが出演したとすると、100人がキャパのライブハウスで観客を8人程度しか入れられないならば、間違いなく大赤字でしょう。経営が成り立つわけがないのです。それなのに政府は、運営のガイドラインにソーシャル・ディスタンスを取り入れるように言ってきたのです。それは「廃業しろ」と言っているのと同じことです。そんな暴挙が許されるわけがありません。

だから私は現実的な対策として「100分の1作戦」を提唱したのです。ライブハウスや映画館で観客を入れても感染拡大をミニマムに抑えられればよい。ゼロにする必要などないのです。

多くの人が感染しないことにはパンデミックは終わらないのですが、医療逼迫が起こると困るから、それだけは避けようという話なのです。

その医療逼迫にしても、2類相当に分類しているから、診察できる医療機関が限られてそうなるだけで、新型コロナウイルスに対して「ごく当たり前」の対応をしていたら、医療逼迫など起きません。それでも現実に医療逼迫が起こっているのならば、社会の一員として協力はしたほうがよいという判断です。しかし、ソーシャル・ディスタンスを「ルール」にしてしまえば、一部の業種は潰れてしまう。それを強いるのは絶対におかしいのです。

接触感染についてはあまり考えなくてよい

政府によるおかしなコロナ対策がまかり通ってきた原因のひとつとして、多くの人たちは、ウイルスと細菌の区別がつかなかったということがあげられるように思います。

細菌は栄養さえあれば増えていきますが、ウイルスが増殖するためには生きた細胞が必要です。だからウイルスはスーパーで売っている野菜では増えませんし、手を拭いたタオルの上でも増えません。ウイルスが付着していてもそこでウイルスが増えることはないのだから、食材であれば水洗いでもしておけばそこからの感染を恐れる必要などありません。

お店に入るときのエタノール消毒もとくに必要ありません。手がウイルスで汚染されていれば、目鼻口を触らなければよい話で、触るときに水で手洗いするか、ウエットティッシュなどで触る部分の指をきれいにすればよいのです。

ホテルのバイキングでテーブルに並んだ料理に飛沫がかかったとしても、それを食べたから感染するということは、よほどのことがない限りないでしょう。電車の吊り革やドアノブを掴んでも、感染することはまずありません。感染するとしたら、鼻水や唾液がべったりついた場所を触った指を、直接粘膜に触れるように鼻の穴の奥に突っ込むケースぐらいしか考えられないのです。

それなのに「接触感染の危険があるから」などと言って、コロナ患者に対応する医療従事者が防護服を着たりしている。それでいて、その様子を撮影しているテレビ局のカメラマンは普通の服装だったりするのですから、もうめちゃくちゃなわけです。

新型コロナウイルスも最初の頃は確かに感染経路についてよくわからないところがありました。判断がつかなくなるような事例報告がたくさんあったのです。しかし2021年に入った頃には、感染経路については、だいたいのコンセンサスが専門家内にはできていました。

ほとんどがエアロゾル感染

ウイルスを伝播させる粒子を、声を出したり咳やくしゃみによってつくられる飛沫（主に5マイクロメートルより大きくて水分を含むもの）と飛沫の水分が蒸発して残る飛沫核に分けて考えます。

飛沫核は5マイクロメートルより小さなものと定義される場合が多いようですが、0・01マイクロメートル程度のものまであります。

大きな飛沫は重さに応じてすぐに落下しますが、微小な飛沫や飛沫核は空気中にふわふわと漂い続けることができます。

従来は、一般的には、ウイルスを含む飛沫による感染を「飛沫感染」、飛沫核による感染を「空気感染」と呼んでいました。しかし、実際はこのように明確に分類されるわけではありません。近年、空気中にウイルスを含む微少粒子が長時間漂う状態をエアロゾルと呼ぶようになりました。エアロゾル中の微少粒子の大きさには明確な定義がありません。空気の流れの状態によっても変わってきます。いったん地面に落ちた飛沫粒子が乾燥しても、空気の流れ（風）によって再び舞い上がることも考えられます。ウイルスを含むエアロゾルを一定量以上吸い込んで感染することを、「エアロゾル感染」と呼びます。また、このように空気を介して感染する感染様式をエアボーン（airborne）感染と呼ぶこともあります。

飛沫感染と聞いて多くの人が想像するのは、咳やくしゃみで飛んでくる大きな飛沫粒子を浴びることでしょう。確かに目や鼻、口に浴びるように飛沫がかかれば感染することはあり得ます。しかし、感染するのはあくまでも、粘膜まで一定数以上のウイルスが届いたときなので、粘膜ではない頬や鼻先についたくらいであればとくに心配することはありません。

エアロゾル感染は空気中に漂うウイルスを含む微小飛沫や飛沫核を吸い込むことで起こります。分類上でこれを空気感染に入れることもありますが、従来言われている空気感染の概念とは異なります。今後、用語の改訂がなされると思いますが、本書ではエアロゾル感染と従来の空気感染を区別したいと思います。というのも、空気感染というともっと感染力が強いウイルスを想起させるからです。

今では、新型コロナウイルスはこのようなエアロゾル感染が主流ということになっています。仮にすべての感染経路の統計を取ったとしたら、接触感染はほとんど無視してよいぐらいの割合になるでしょう。

マスクで感染を防ぐには限界がある

マスクは直接大きな飛沫がかかる、逆に飛沫を飛ばすことをいくらか防ぐことができても、エアロゾル感染を防ぐことはあまりできません。

なぜなら、一般的な不織布マスク（サージカルマスク）の網目は5マイクロメートル程度であり、静電気が働いたとしても、エアロゾル中のウイルスを含む微小粒子は網目をすり抜けてしまうからです。

また実際のところ、マスクを隙間なくぴったりつけることは困難なので、会話をするとエアロゾルのもととなる微小飛沫は顔とマスクの隙間から出ていきます。マスクを着用することで、声が届きにくくなることも問題です。おのずと声が大きくなるので、微小飛沫の出る量が増えます。さらに、マスクをしていると鼻呼吸ではなく口呼吸になりがちです。口呼吸で吸い込んだエアロゾルが喉の奥や肺にまで直接届くと、感染の確率は上がるでしょう。

このように、マスクを着用するとある程度の感染予防になるかもしれませんが、マイナスの面を差し引きすると、かえってリスクを高めるかもしれないのです。

空気が乾燥しがちな冬には、エアロゾルが生成されやすい条件となります。マスクの着用は鼻や喉の湿度を保つ効果があるという考えもあり、一概にその効果を否定するものでもありませんが、エアロゾルに含まれる微小飛沫粒子（飛沫核を含む）の吸い込みを阻止するには、限界があります。

結局のところ、感染予防のためにはマスクを過信せず、換気をこまめに行うことが大切だと思います。

無意味な感染対策

ここまでの説明を聞けば、飲食店などで設置されるようになった衝立（アクリル板）が、空気中を漂っているエアロゾルを防ぐことに無意味だとおわかりでしょう。むしろ衝立やビニールカーテンは逆効果になり得るのです。設置の状況によっては換気が不十分になるだけでなく、それらがあると相手の声が聞こえづらくなるからです。ビニールカーテンのあるスーパーやコンビニのレジでは自然と声が大きくなりますし、聞き返せば会話自体も増える。そうすると、飛沫は余計に放出されることになるわけです。

しゃべらずに黙っていれば、飛沫やエアロゾルはほとんど無視してよいのです。だから電車内でも映画館でも黙っている限り、マスクはいりません。

免疫不全の人や高齢者、基礎疾患をもっている人の前で話すときは、わずかでもリスクを減らすためにマスクを着用するのはよいことだと思います。マスクをつけたうえで、静かに話せばよいのです。しかし、日常生活の多くの場面でマスクは必要ないでしょう。

ほとんどのウイルスは人間と共存している

ウイルスというと多くの人が「病気を起こすもの」と思っているようですが、ほとんどのウイルスは病気を引き起こしません。ほとんどのウイルスは人間と共存しています。

新型コロナウイルスにしても、感染者の約3分の1は無症状という報告があります（Ref.20）。ですから、ほぼ共存状態にあると言えるでしょう。そして、現在よりも無症状の人の割合がもっと増えれば、誰もこのウイルスに見向きもしなくなります。

ほとんどのウイルスは非病原性なのですが、たまたま変異が入ったり、別のウイルスとの遺伝子の組換えが起こったりすると、新しい宿主（動物から人など）に感染するようになることがあります。それでも、たいていは排除されてまったくなんともないのですが、何らかの変異が「ツボにはまる」、つまり増殖性と病原性を獲得することがあります。このように、わずかな確率の問題で新興のウイルス感染症が発生するのです。

この時、その感染症が急性感染症であれば、そのウイルスは比較的速やかに弱毒化していくでしょう。今回の新型コロナウイルスで目の当たりにしたように、最初は強病原性であっても時とともに弱毒化していき、やがて弱病原性、あるいは非病原性になっていくのです。

一定数以上の微小飛沫粒子を吸わないと感染しない

スーパーコンピュータ「富岳」で計算されたエアロゾル感染の映像を出して、「これでは電車の中での感染は避けられない」「感染者がいたら空気の流れの下流の人たちはみんな感染してしまう」などと言う人もいますが、あの程度のことでは感染などしません。前述しましたが、感染が成立するにはウイルスの「量（数）」が必要なのです。

ウイルス感染者がくしゃみをしたら、ウイルスは10キロ先までも落ちずに飛んでいきます。上昇気流に乗ったときには、おそらく成層圏や宇宙にまで飛んでいくでしょう。厳密に言えば、アメリカで新型ウイルスが発生すれば、ウイルスを含んだ粒子は日本にまで届く可能性があります。はるかかなたから飛んできたウイルスを少しでも吸い込んだら感染するのでしょうか。たった1個のウイルスで感染するのであれば、それもあり得るでしょう。でも、そんなことはあり得ません。

実際に感染を成立させるためには一定のウイルス量が必要なのです。どのくらいの量が必要なのか？　動物コロナウイルスの知見からすると、おそらく1000個から1万個ぐらいのウイルス粒子を浴びる必要があると思います。

コロナウイルスが1個で細胞1個に感染するわけではありません。少なくともウイルス100個くらいが細胞内に侵入しないと細胞は感染しないのです。細胞1個に感染するウイルスを1単位（100個ほどの粒子）とすると、その感染性ウイルス粒子が10〜100単位くらいないと感染しません（Ref.21）。つまり感染するには、100個（1単位）×10〜100でウイルス粒子が1000個から1万個は必要になることになります。

では、どれくらいの微小飛沫粒子を吸い込めば感染が成立するのか。空気中を漂う微小飛沫粒子（飛沫核を含む）はおよそ5マイクロメートル以下の粒子です。ウイルス粒子は約0・1マイクロメートル程度ですから、直径でおよそ50倍です。仮に唾液中に1ミリリットル当たり100万個のウイルス粒子が存在し、感染に1万個のウイルス粒子が必要だとして計算すると、約1・5億個の微小飛沫粒子を吸い込まなければ感染が成立しません。今、オミクロン変異体になって、唾液中のウイルス量も格段に増えました。またウイルス自体の感染性も少し上がったかもしれません。なので、この計算はあくまでも目安にしかすぎません。しかし、少しでも微小飛沫粒子を吸い込んだら感染するというわけではないのです。

コンサート会場で「マスクをしろ」などと言われましたが、そのようなものは必要なかったのです。「ブラボー」と叫ぶ人がいるだろうと言ったところで、1回叫んだ人が隣にいるぐらいではまず感染しません。それで1・5億個の微小飛沫粒子を吸い込むというのなら、掃除機よりもすごい吸引力です。

人のくしゃみもそれほど怖くありません。真正面で受け止めない限り、くしゃみ1回で感染することはまずないです。それでも怖いというのならば、誰かに隣でくしゃみをされたら30秒ぐらい息を止めていればウイルスは密閉空間でない限り拡散していきます。クラシックのコンサート会場は、天井も高く十分に換気されています。しかし、政府はこういうことをまったく言いませんでした。

感染対策は100分の1作戦で十分であり、マスクよりも換気（あるいはウイルスを捕捉する空気清浄器の設置）のほうが大切なのです。「過剰な感染対策は日本を壊しますよ」ということを私は言ってきたわけですが、結局、コロナ対策費として3年間でおよそ104兆円（Ref.22）も予算をつけ、経済を壊してしまいました。

子どもはワクチンより感染で免疫を

マスクは適切に着ければ有効なのだから、全員が常に着用するべきだというのは本当に正しいことなのでしょうか。確かに、たとえば基礎疾患のある高齢者と近距離で接するときには、少しでも感染リスクを減らすために、マスクを着けたほうがよいでしょう。結婚披露宴などでは高齢者も来ますし、なかには病院から抜け出して来る人もいるかもしれません。このようなケースではマスクも含めて感染対策はきっちりやるべきでしょう。

しかし、高校生や大学生、それ以下の子どもたちはまったくの無防備で問題ありません。むしろ無防備のほうがよいとさえ思っています。

子どもたちには感染してほしいのです。なぜかといえば、現在の新型コロナワクチンでは完全な免疫ができないからです。

まず、現在のワクチンは新型コロナウイルス発生当初のウイルス（通常、武漢型と呼ぶ）、あるいはオミクロン変異体に対応していますが、基本的にワクチンで免疫ができるのはそれぞれの変異体のスパイクタンパク質に対してです。ところが実際にオミクロン変異体に感染してしまえば、他の新型コロナウイルス変異体にも対応する免疫ができるのです。なぜかというと、新型コロナウイルスは25種類以上のタンパク質でできています（第三章の図2参照）。決してスパイクタンパク質だけでできているわけではありません。ワクチンではスパイクタンパク質に対する免疫しかできませんが、感染するとコロナウイルスを構成する多種類のタンパク質に対する免疫が誘導されます。ウイルス感染に反応した細胞性免疫はスパイクタンパク質以外のウイルスタンパク質にも対応するため、違うスパイクタンパク質をもつ新型コロナウイルス、あるいは近縁のコロナウイルスに対しても免疫をもつことになるからです。

だとすれば、オミクロン変異体は子どもに対する病原性が低いので、今のうちにかかっておいたほうがよいとも言えるのです。今後、毒性の高い新型コロナウイルスが出てくる可能性もゼロではありません。先にオミクロン変異体に感染しておけば、将来感染しても、今回感染によって獲得した免疫が、新しいコロナウイルスも撃退してくれるはずです。

「仮に100パーセント安全で有効な新型コロナのワクチンがこの世に存在したとしても、かかったほうがよい」というのは、実は私以外のワクチン専門家も言っている考えで、突飛な発想ではありません。子どもたちのこれからの人生を考えた場合、今のうちにかかったほうが得策なのです。

欧州の子どもたちの多くは自然感染で免疫をつけた

ところが、私がテレビで「子どもはほとんど病気にならないわけだから、マスクもワクチンもいらないでしょう」と言うと、視聴者はＢＰＯ（放送倫理・番組向上機構）まで持ち出して批判してきます。

私は子どもにはマスクもいらないし、ワクチンもいらないというスタンスですが、これが現状では「異端」として扱われてしまうことはわかっています。

それでも、なんとかして世間全体を子どもは感染してよく、マスクは外すべきという雰囲気にもっていきたい気持ちから「マスクにも少し効果はありますが子どもはマスクを外すべきだ」などと発言すると、「少しでも効果があるのなら、やっぱりマスクはしたほうがいいじゃないか」と反論されてしまいます。

しかし、それは伝えたいことではないのです。マスクも「適切に」使用すればいくらかの効果はあるでしょうが、活発な子どもたちに着用を強制するのは無理な話です。マスクが子どもの発達に悪影響になるのではないかとの指摘もあります(Ref.23)。その点については専門外の私には判断しかねますが、ウイルス学や免疫学の観点から言えば、長い目で見て、子どもはやはり感染したほうがよいわけです。

欧州ではその考えで進んでいて、ワクチンを接種することは国から推奨(あるいは許可)されていても、接種率はきわめて低いままで、ほとんどの子どもたちは自然感染して免疫をつけたのです。

私は科学的な根拠に基づいて発言しているつもりなのですが、これがどうにも伝わらないのは残念なことです。

第三章　無知という大罪

抗原検査とPCR検査の違い

新型コロナウイルスの抗原検査ではウイルスのNタンパク質（ヌクレオカプシドタンパク質）をダイレクトに検出します。Nタンパク質はRNAに結合して存在し、スパイクタンパク質に比べて変異しにくく、ウイルス粒子中に大量に含まれるので、多くの抗原検査がNタンパク質を検出するようにつくられています（第一章の図1参照）。

抗原検査キットで「オミクロン対応」や「BA・5対応」などと書かれているものもありますが、それらの変異体に特化してつくられているわけではありません。抗原検査で検出するのはNタンパク質であり、Nタンパク質は変異体がどれであってもほとんど変わらないからです。おそらく中身は何も変えておらず、「対応」と書いたほうが原理を知らない人でも不安にならず、買いやすくなるからでしょう。

では、PCR検査では何を検出しているのでしょうか。

一般的に、新型コロナウイルスのPCR検査については次のように説明されることが多いと思います。

「ＰＣＲ検査では、唾液や鼻咽頭ぬぐい液などの検体にウイルスのＲＮＡが含まれているかを調べます。採取されたＲＮＡが微量でもコピーして大量に増やして検出するので感度が高い検査です」

現在一般的に行われている陽性、陰性を判定するためのＰＣＲ検査では、ウイルスのｍＲＮＡのＮタンパク質をコードする（いわば設計図の）領域のごく一部を検出しています。つまり、ウイルスのＮタンパク質をダイレクトに検出しているのではなくて、Ｎタンパク質の設計図が書いてあるｍＲＮＡが存在するかどうかを調べているのです。

検査陽性と感染性は別問題

先述のとおり、抗原検査とＰＣＲ検査では直接的、間接的にウイルスのＮタンパク質を検出しています。そこで問題になってくるのは、検査でＮタンパク質（もしくはその設計図）が検出されたからといって、感染性があるのかどうかは言えないという点です。

たとえば喉の粘膜部分でウイルスに感染した細胞が死ぬと、細胞の中にあったNタンパク質のみをコードするRNA（サブゲノミックmRNA：sg－mRNA）が大量に出てきます。ウイルスのゲノムRNA（ウイルスRNAの全長）とは別に、細胞内にはsg－mRNAが大量にあるのです。

そうするとPCR検査で拾っているのは、その死んだ感染細胞から出てきたNタンパク質をコードするsg－mRNAの可能性もあるのです。

PCR検査ではmRNAの個数（全長のウイルスRNAとNタンパク質のみをコードするsg－mRNAの総和）を数えることはできるのですが、その数はウイルスの個数とイコールではありません。たとえば、PCR検査で唾液1ミリリットルあたりNタンパク質をコードするRNAの数が100万個という結果が出たとして、その時に100万個のウイルス粒子が唾液の中にあったのかというと、答えはNOなのです。

これまで主に行われてきたPCR検査は「逆転写ポリメラーゼ連鎖反応（RT－PCR）」というものですが、他にもNタンパク質をコードするmRNAを検出対

図2　新型コロナウイルスの遺伝子構造

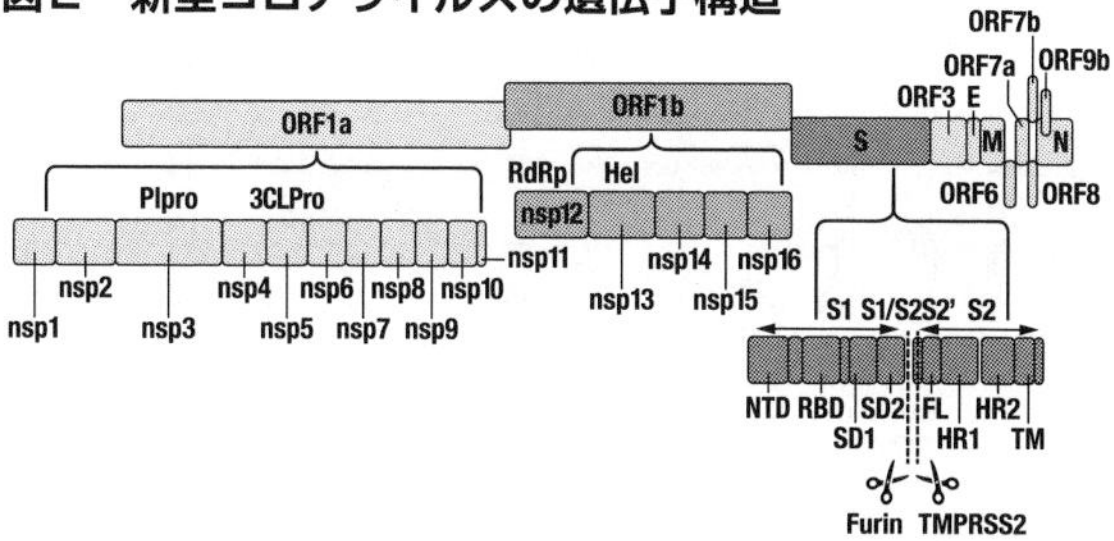

コロナウイルスのゲノムは約2万9900塩基の＋の極性をもつ一本鎖RNAである。S、M、E、Nの他にさまざまなオープンリーディングフレーム（ORF）由来のタンパク質（ORF1a～ORF9b）がある。ORF由来タンパク質はさらに分割される。ORF1aとORF1b由来タンパク質は、タンパク質分解酵素（プロテアーゼ）によって16個の非構造タンパク質（nsp1からnsp16）に分割される。非構造タンパク質はウイルス粒子中にはほとんど存在しない。細胞表面上にあるタンパク質分解酵素であるFurinならびにTMPRSS2による切断部位をハサミの図で示した。文献24を参照して作図

象としない「LAMP（ランプ）法」という検査もあります。キヤノンメディカルシステムズの開発したLAMP法では、sg-mRNAではなく、完全長のウイルスゲノムRNAの一部分を検出しています。このLAMP法の標的はORF 1aなのです【図2】（Ref.25）。LAMP法の感度はRT-PCRに比べると3分の1程度に下がるため、「感度が低い」ということで新型コロナウイルスの検査用としては国からの正式診断法

としての認可を取れませんでした。

しかし、これは根本の考え方が間違っています。今回使われているPCR検査では、感染性のウイルスとは直接関係がないNタンパク質をコードしているsg－mRNAも拾ってしまうため感度が高いわけで、検出されたRNAが、感染性のウイルス由来（ウイルスゲノムRNA）のものかどうかはわからないのです。

1回のPCR検査で判断することは「異常事態」

今回の新型コロナのPCR検査に関しては、当初、感度を目いっぱいにして行われました。PCRの感度はサイクル数を増やすほど上がり、それを最大限にして検査をしていたのだから「間違い」は必ず起こっているはずです。

流行が始まった当初、陽性だった場合、隔離されるなどの厳しい私権制限がありました。陽性判定されたために大損害を被った人もいたでしょう。だからこそ検査は慎重に行うべきだったのです。

しかも、1回のPCR検査だけで判定していたのですから、これは異常事態です。

本来、検査を厳密に行うには、たとえば複数回検体を採り、それらを複数の検査機関で検査してすべての結果が一致するかどうかで判断します。不一致になったものについてはもう一度検査をやり直します。そうした手順を踏まずに判定するというのはあまりにも乱暴です。

そして、PCRの感度を目いっぱいに上げて行えば、コンタミネーション（PCR増幅産物〔DNA〕の室内汚染など）によって間違いは起こります。プロが行っても間違いは起こることがあります。素人ならなおさらです。偽陽性を乱発しかねないのに、なぜ感度を目いっぱいに高めたのでしょうか。

おそらくは、新型コロナウイルスをそれだけ恐れたからなのではないでしょうか。一人の感染者も逃さないと考えた結果、感度を目いっぱいに高めたのだと考えられます。

上に立って指示を出す人たちが、PCR検査の「危険性」を知らなかったのです。政治家や官僚はもちろんのこと、医師でも自分でPCR検査はやりません。間違いが出ることは検査機器のマニュアルに記載されていませんし、教科書にも載っていません。だからその危険性がわからないのです。

私たちウイルス研究者は、こうした検査の危険性について身をもって知っています。誤判定の危険性は研究室の中で構成員に共有されています。

陽性者を「全員隔離」の大罪

さらに、上に立つ人たちはＰＣＲ検査の結果をどう判断するかということについても、まったくの無知でした。

繰り返しますが、今回のＰＣＲ検査で「陽性＝感染性あり」ということはありません。先述したように、感染にはたくさんの数のウイルス粒子が必要なのです。１粒子を検出したところで感染性があるのかどうかなどわかりません。それなのにウイルス１粒子を検出して「陽性だ」「隔離しろ」などというのは、まったくのナンセンスでした。

こうしたことは論文を読めばわかるのですが、検査を指揮する上層部の誰もが専門的な論文を読んでいるわけではありません。普段からウイルスを扱っていないのですから、わからなかったのは当然とも言えます。

しかし不思議なのは、感染対策に関係するほとんどの人間が知らなかったとしても、ウイルスの専門家は知っていたはずです。なぜ誰も大きな声を上げなかったのでしょうか。少なくとも感染実験や他のウイルスの疫学調査などでウイルス感染の有無をPCR検査で行ってきた人間ならば、PCRの感度を目いっぱい上げて検査を行うことの危険性はわかっています。現場は反対の声を上げたものの、それが上にまで届かなかったということだったのでしょうか。

実際に与党のとある有力議員と話した時に、なぜPCR検査の感度を目いっぱい上げて行うような危険なことをしたのかと尋ねると、「国際基準に合わせた」と話していました。しかし、欧米にも優秀な研究者はいるはずなのに、なぜそういった声は抹殺されたのでしょうか。

おおまかなウイルスの数はPCR検査をやったときに推定できるのですから、PCRのCt値（PCRサイクルで陰性対照の閾値を超えたサイクル数）に従った措置もできたはずです。それなのになぜ「1回の検査で陽性者全員を一定期間隔離する」というバカげたことをやってしまったのでしょうか。

ＰＣＲ検査を利用するにしても、本来であれば「3日前に発症しているから、あと○日の待機で大丈夫」「濃厚接触者が無症状で高Ｃｔ値の陽性（ウイルスがごく微量）ならば、今後ウイルス量が増えてくる可能性がある3日後に再検査して判断する」などといった隔離に関する細かなガイドラインをつくることができたはずです。

「陽性者全員隔離」という措置は、私にはまったく信じられないことでした。人の行動を制限することにはきわめて慎重であるべきですし、さらに言うと、流行初期にはＰＣＲ陽性になっただけで非難を浴びるような状況がありました。そうしたことからも隔離には慎重に慎重を重ねるべきだったのです。

しかし政府は、人の経済的な生き死にに関わることを、浅はかにもやってしまったのです。

「無知」が招いた大混乱

抗原検査はＰＣＲ検査と比べると感度は劣りますが、私はそれで十分だと思っています。抗原検査キットなら実費で数千円。製造原価は５００円以下なので国が原価で放出すればＰＣＲ検査など必要ないと思うのですが、国は今でも感度の高いＰＣＲ検査にこだわり続けています。

抗原検査キットを開発・量産化するには半年から1年はかかるのに対し、ＰＣＲ検査の開発は数週間でできたため、当初はそれに頼るのも仕方がなかったでしょう。しかし、新型コロナの流行が始まってから3年が経とうとする今では、抗原検査で問題はありません。検出に漏れがあったとしても、感染拡大を抑える目的であれば十分機能するでしょう。飲み会や声を出すイベントに行く前に気軽にチェックできれば、感染拡大はもっと抑えられたと思います。検査で陽性であったら、そこから7日くらい他人にうつさないように気をつけるくらいでよかったはずです。症状が出ていなければ、大声を出さないなどの感染対策をすれば、自宅謹慎の必要もありません。

新型コロナによる社会的な大混乱が起きてしまった、その大きな要因としてPCRの使い方を間違ったことがあったと思います。

確かにPCR検査の過程で起こるさまざまな事故について、その危険性を指摘したマニュアルは一般的ではありませんでした。教科書やガイドラインがなければ普通の人は知りようもなかったでしょう。

現場からの「危険だ」とする情報はあったはずなのに、結局のところは「海外と同様の国際基準に合わせればよい」という事なかれ主義に流されてしまったということなのでしょうか。こうした国の動きについて何かしらの謀略説を唱える人もいるでしょう。しかし、私はPCR検査やウイルス全般についての無知こそが一番の原因だろうと思っています。

短時間で安価に行える「より確実な」検査方法はあった

先述しましたが、コロナウイルスの検査にはLAMP法というものもあります。これはPCR検査と同じく検体からウイルスRNAを検出するのですが、数時間かかるＰＣＲとは異なり、20分ほどの短時間で検査できるのが特徴です。検知する感度もＰＣＲ並みで優れています。国内企業のキヤノンメディカルシステムズが開発したＬＡＭＰ法は試験チューブが工夫されていて、誤診断がまず起こらない設計になっている大変すばらしいものでした。コロナ騒動で大儲けしようという意識がなくランニングコストもとても低く抑えられていました。

同社ではバッテリー駆動の検査機械も実用化されていました（Ref.26）。私たち獣医師はアフリカの奥地など電気が通じていないような所へも調査に入りますが、ＬＡＭＰ法なら車に積んでいけばどこでも現場で検査ができます。

コロナ禍において、高齢者施設や病院に入っているお年寄りと面会ができないという問題もありましたが、同社のＬＡＭＰ法を使えば、そうした施設に検査チームが車で乗りつけ、面会希望者を集めてその場ですぐに検査することもできます。検査の結果はすぐにわかるので、陰性ならばそのまま面会をすることもできたのです。

ＬＡＭＰ法は抗原検査と比べても、ずっと感度がよいのです。しかも短時間かつ安価に行うことができます。それなのになぜ、これが広く採用されなかったのか、私には理解できません。

今回、高齢者施設などではワクチン接種をしていないと面会できないとか、ワクチン接種やPCR検査結果に関係なく、そもそも面会自体ができないという施設まであります。そのために両親や友人と会えず、悲しい思いをした人もきっとたくさんいるはずです。もしもこのLAMP法での検査が広く行われていれば、そういったことも減らせたでしょう。

このような悲劇が起きたのは、決してコロナ禍のせいではありません。日本政府や現場の医師たちのコロナに対する無知が招いたことなのです。

病原性はスパイクタンパク質で決まらない

新型コロナウイルスは、スパイクタンパク質の違いから「アルファ（α）、ベータ（β）、ガンマ（γ）、デルタ（δ）、オミクロン（o）」などと名付けられています。

よく「ガンマ変異体とデルタ変異体では病原性が変わった」などと言われます。

これを「スパイクタンパク質が病原性を決めているので、その違いによって病原性が変わる」という意味に捉えた言説を見かけたりもします。

しかし、これらはいずれも正確ではありません。

オミクロン変異体ではスパイクタンパク質に変異が入ったから弱毒化したというわけではなく、他の20個ほどの非構造タンパク質（ウイルス粒子の構造の一部にはなっていないタンパク質。たとえばウイルスが自分自身のゲノムを複製するために使う酵素など）か、スパイクタンパク質以外の構造タンパク質（E、M、Nタンパク質）に変異が入ったことにあるのだろうと考えられます。これを裏付けるような論文（査読前のプリプリント）はすでに公開されています（Ref.27）。

マウスでの実験ですが、武漢型の新型コロナウイルスは6匹中6匹のマウスを8日間で殺しますが、オミクロン変異体は1匹もマウスを殺しません。武漢型の新型コロナウイルスのスパイクタンパク質の遺伝子をオミクロン変異体のスパイクタンパク質の遺伝子と入れ換えたハイブリッドウイルス（遺伝子工学技術によってウイルスを人工合成してつくる）は、武漢型よりもやや弱毒であったものの、10日間で

図3　新型コロナのハイブリッドウイルスのマウス病原性

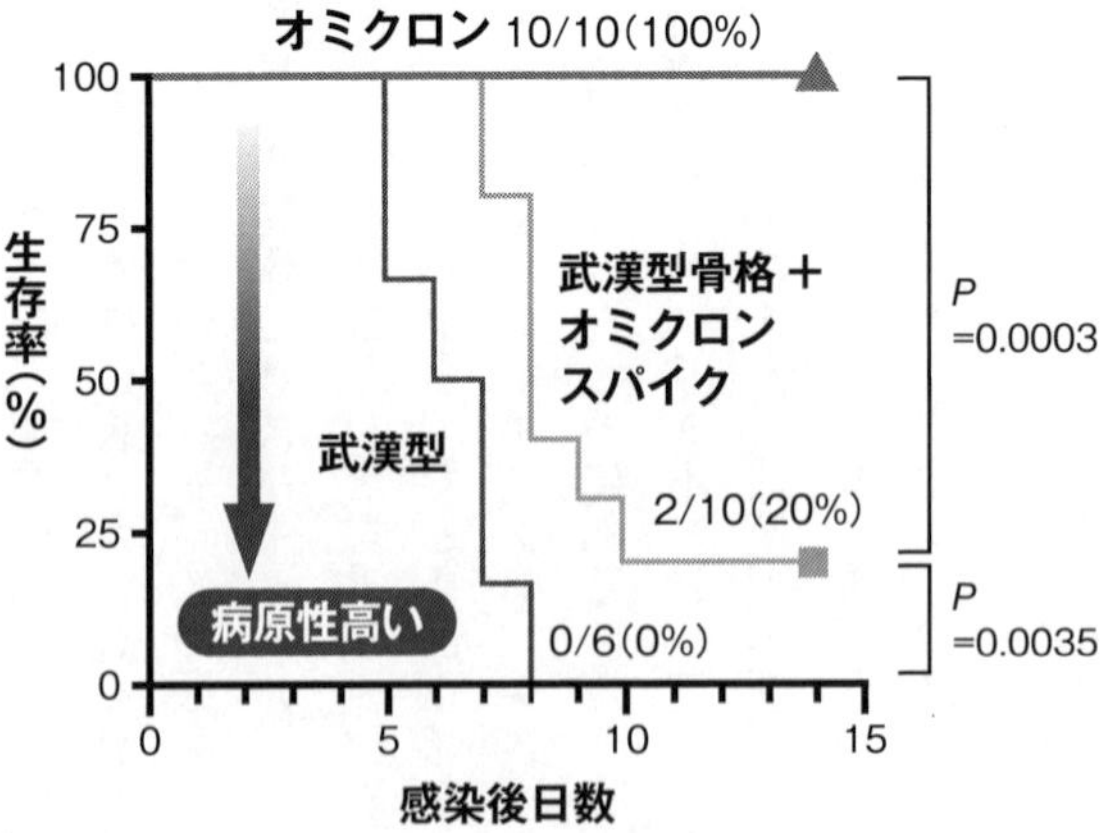

新型コロナウイルスの武漢型（オリジナル株）のスパイクタンパク質を、オミクロン変異体のスパイクタンパク質と入れ換えたハイブリッドウイルス（武漢型骨格＋オミクロンスパイク）を作出し、オミクロン変異体と武漢型ウイルスと、マウスにおける病原性を比較した。オミクロン変異体は観察期間中マウス（10匹）を1匹も殺さなかったが、武漢型はウイルス接種後8日ですべてのマウス（6匹中6匹）を殺した。ハイブリッドウイルスは接種後10日で80%(10匹中8匹)のマウスを殺した。文献27を参照して作図

10匹中8匹のマウスを殺したのです。つまり、スパイクタンパク質のみが弱毒化に関わっていないことを示しています【図3】。ただし、マウスの実験ですので、この結果が人に当てはまるかどうかは明らかではありません。

新型コロナウイルスのタンパク質のどこが変異すると弱毒化するかは解明されていません。おそらくさまざま変異が複合的に重なって規定されるものと思われます。そのため、同じスパイクタンパク質をもつオミクロン変異体にも強い毒性のものと弱い毒性のものがあるのではないでしょうか。

オミクロン変異体ならすべて同じ性質だと思っているのは間違いで、個々の変異体（BA・1やBA・5など）のなかにも多様性があります。たとえば、同じBA・5であっても、スパイクタンパク質以外のタンパク質は、人によって少しずつ異なっている可能性があります。それぞれのタンパク質にはいろいろな働きがあり、それらを総合して病原性が決まるのであって、スパイクタンパク質だけで病原性が決まるわけではありません。

それなのになぜか「スパイクタンパク質がどんどん強毒化している」などとわけ

のわからないことを言う専門家がいたりするので、そのたびに驚かされます。「スパイクタンパク質が変異して弱毒化している」というのも正しくありません。

重症者は減って死亡者数が増える怪現象

現実的には、オミクロン変異体は十分に弱毒化しています。ただ弱毒化はオミクロン変異体に始まったことではなく、アルファ変異体、ベータ変異体、ガンマ変異体、デルタ変異体でも見られていたはずです。

統計的には弱毒化している傾向が出ていたのですが、なぜか多くの人が「どんどん狂暴化している」というデータを出してきました。私には、にわかに信じがたかったですし、実際の感染の波を見れば「狂暴化」などしていないことは明らかでした。

厚生労働省による調査で陽性者数を全部追い切れているかどうかはわかりませんが、出ている数字を見る限り、「第○波」といわれる陽性者数の波ができるたびに重症者数の比率は下がっています。

オミクロン変異体が主流だった第7波では陽性者数が以前に比べて2倍ぐらいになりましたが、重症者については半分ほどでした。だから波が来るたびに弱毒化していたことは確かだろうと私はみています。

ところが陽性者数に占める発症者数の割合の推移を見ると、これは不思議なことに波が来るごとに上がっています。「発症者の割合が上がっているから危険度も増している」とする声がありますが、それは違うと思います。

陽性者数に占める発症者の割合が増えた理由は、おそらく濃厚接触者の検査をやめたことで無症状の陽性者がカウントされなくなったことにあるのでしょう。発症者を中心とした検査が行われたことで見かけの発症率が上がったのだと思います。また、自己検査や街頭の検査で陽性になっても黙っていた人が相当数いるはずです。

もうひとつ奇妙なことがあります。重症患者が減っているのだから発症率に関係なく弱毒化していることは確かなはずなのに、なぜか重症者と比較した場合、死亡者の割合はオミクロン変異体になって顕著に増えているのです。

「死亡者が増えたなら弱毒ではないだろう」と思うかもしれませんが、そうではないでしょう。死亡者数が増えているのは、おそらく新型コロナウイルス以外の要因で亡くなった人を、ＰＣＲ陽性だからという理由で「新型コロナウイルスによる死亡者」としてカウントしているからではないでしょうか。

その証拠に、地方のデータでは重症者がゼロなのに死亡者だけが増えているという奇妙なものもありました。新型コロナウイルスによる呼吸器疾患で死亡というのなら、普通は重症化してから亡くなるはずですから、重症者ゼロで死亡者だけが増えるというのはあまりにも不自然な話です。

数理疫学者とウイルス学者の言う「感染性」は異なる

「オミクロン変異体は病原性が下がったけれど、その反面で感染力は上がった」などとも言われますが、これも実はおかしな話です。

まずウイルス学者以外は、感染性の試験というものを行っていません。「ウイルスの感染力はどうやって調べるのか」と聞かれて答えられる人は、ウイルスの専門家以外は多くないはずです。

実際の感染性の試験では生のコロナウイルスを使うこともありますが、感染性のみを調べるためには、偽のウイルス粒子をつくって調べるのです。偽のウイルス粒子の表面はコロナウイルスのスパイクタンパク質が刺さった状態にしています。この偽のウイルス粒子の中に光る遺伝子や定量できる酵素の設計図を入れて、これを細胞に接種し、どれだけの粒子が細胞内に侵入するのかを、光るタンパク質の量や酵素活性を測定して調べる、といった方法で感染力を測ります。ですから、本当にコロナウイルスの感染力を調べるためには特殊な設備や特殊な技能が必要で、ものすごく手間がかかるのです。

それなのにテレビや新聞では、「感染力がどんどん上がっている」などと平気で言う人がいるのです。そのような物言いを聞くたびに、「それはいったいどうやって計算しているのか」と疑問に感じていました。

どうやら数理疫学者が計算しているのは、「これだけ感染が広まったからウイルスの感染力が何倍」といったことのようなのです。しかし、その事実をもってウイルスの感染力が上がったと言ってよいのでしょうか。病原性が低くなれば感染した人の行動は活発になるなど、感染拡大にはいろいろな要素が絡んできます。ウイルス自体の感染力の強弱だけが理由で感染状況が変わってくるわけではないのです。

感染者数だけを計算して感染力が1・3倍とか1・5倍になったなどというのは、科学的ではありません。そんな科学に即していない計算をやっていれば、「従来のコロナウイルスもどんどん感染力が増して、どんどん凶悪になる」というような、頓珍漢《とんちんかん》な答えになるのは当然なのかもしれません。

ウイルスというものはどんどん変異を繰り返していくわけですが、そのたびに感染力が上がっていたら、今頃インフルエンザは大昔のインフルエンザの数千倍もの感染力になっているでしょう。単に違う型が従来型と入れ替わっているだけです。多少の感染拡大はあったとしても、それはウイルス自体の感染力とは違う話なのです。「感染力」と言うときには、人間の免疫などの要因も複雑に絡んでおり、簡単な計算でわかるはずがないのです。

それをテレビや新聞で「感染力がどうのこうの」「スパイクがどうのこうの」と医師や学者たちが言っているのですから、ナンセンスにもほどがある。マスコミにも、非科学的なコメントを垂れ流すことはやめてもらいたいものです。

コロナウイルスは「変異が速い」という嘘

さらに言えば、「コロナウイルスは変異が速い」というのも正確な表現ではありません。ウイルスがどのように変異をするかというとウイルスが意思をもって変異しているわけではありません。ウイルスを複製するときに、正確にコピーすることができないために変異が入るのです。

私たちの体のDNAと比べると、通常のRNAウイルスのエラーが起こる確率は100万倍といわれています。言い換えれば、RNAウイルスは1年間で私たちの100万年分の進化をしているのです。

1回の複製だけでもかなりの変異が入りますが、たいていの変異はウイルスにとって不利なものです。ウイルス自体が増殖しなくなったり、そうでないにしても弱いウイルスしかできません。この時にDNAウイルスであれば、その多くは消しゴムみたいなものをもっており、RNAの複製時でのコピーミスを修正します。この

「消しゴムみたいなもの」を校正酵素と言います。

ところが一般的にRNAウイルスはそれを直す機能がありません。そのため頻繁に変異が入るわけですが、今回の新型コロナウイルスはRNAウイルスでありながら、なぜかDNAウイルスのように校正酵素をもっています。そのためRNAウイルスとしては、変異が遅いことがわかっています。ですから、「コロナウイルスの変異はとても速い」と言っている人たちは、コロナウイルスのことをよく知らない人たちです。

人類はずっとウィズコロナだった

コロナウイルスははるか昔からずっと存在していて、コロナウイルスが人からなくなることはまずあり得ません。普通の風邪を起こすヒトコロナウイルスは新型コロナウイルスの他に4種類（229E、HKU1、OC43、NL63）あることが知られています。

ヒトコロナウイルスの229Eは1966年に見つかりました（Ref.28）。これ以降、229Eは50年以上も存在し続けています。ずっと人間と共存してきたと言ってもよいでしょう。つまり、人は昔からウィズコロナだったのです。

OC43というヒトコロナウイルスは、分子時計（共通の先祖をもつ生物種が進化の過程で分化した年代を推定する方法）で調べたところ、変異スピードからの計算で、およそ百数十年前に発生したものと考えられています（Ref.29）。百数十年前というと、ちょうどロシア風邪の流行がありました。そしてロシア風邪の臨床症状について文献を調べてみると、コロナウイルスによるものによく似ているのです。そうすると、ロシア風邪の原因がOC43だったのではないかとも考えられます。つまり、ロシア風邪の流行から現在に至るまでの百数十年にわたって、年ごとの流行の程度の違いはありながら、OC43がずっと流行っていたことになります。

同じくヒトコロナウイルスのNL63は、計算してみると鎌倉時代から存在していた可能性があります（Ref.30）。その頃から人に感染していたかどうかはわかりませんが、鎌倉時代からずっとNL63はあった可能性が高いのです。

こうしたことからも、コロナウイルスがこの世からなくなることはまず考えられないのです。有史以来、縄文・弥生時代の頃から、ずっと人はコロナウイルスと一緒にいたのではないかというのが私の考えです。

そうすると今回の新型コロナウイルスは、他の4種ある呼吸器型のヒトコロナウイルスと入れ替わる形で流行したのかもしれません。

新型コロナウイルスが今後、これまでのヒトコロナウイルスと入れ替わる形になるのか、あるいは入れ替わらずにやがて絶滅するのか。そこのところはわかりませんが、ウイルスの世界ではこういったことがこれまでにも頻繁に起こってきたことは確かなのです。

「新型」とは言いますが、今回のコロナウイルスのようなものは昔から頻繁に発生していたはずで、それが話題になったかならないかの違いでしかないのです。

第四章　ウイルスと免疫の基礎知識

自然免疫と獲得免疫

mRNAワクチンの原理と問題点を説明する前に、免疫について改めて説明しておきます。感染して免疫がつくことを自然免疫と言っている人を見かけますが、学術的にはこれは誤りです。自然免疫とは動物（人を含む）にもともと備わっているもので、病原体など異物がどんなものでも選ばずに「自己」を防御する非特異的な免疫のことを言います。生まれながらにしてもつ免疫ということで生得《せいとく》免疫と呼ぶことがあります。

これに対し、感染してついた免疫を獲得免疫と呼びます。自然免疫は非特異的な免疫ですが、獲得免疫は特定のものだけを標的とする特異的な免疫です。生まれた時には備わっておらず、免疫系が病原体など異物に遭遇したときに、それぞれを識別して学習し、記憶することで成立します。一度感染したことのある細菌やウイルスに対してだけでなく、感染細胞やがん細胞などを排除する際にも獲得免疫が働きます。

こう書くと、獲得免疫のほうが圧倒的に優れているように思うかもしれませんが、そうではありません。私は、自然免疫だけでもほとんどのウイルスからの感染・発症を防いでいると考えています。

インフルエンザワクチンの研究をしていた阿部隆之先生（当時千葉工業大学大学院生、現神戸大学医学部准教授）は、以前、昆虫ウイルスの一種であるバキュロウイルスにインフルエンザのＨＡタンパク質の設計図を組み入れてマウスに投与しました（Ref.31）。今回の新型コロナウイルスのワクチンではサルやヒトのアデノウイルスに新型コロナウイルスのスパイクタンパク質の設計図を組み入れたワクチン（アストラゼネカやジョンソン・エンド・ジョンソンなどによる）が使用されていますが、サルやヒトのウイルスではなくて、昆虫のウイルスを使ったところがミソです。

このバキュロウイルスは昆虫のウイルスなのですが、ヒトや動物の細胞に侵入することができます。しかし、バキュロウイルスのタンパク質は哺乳類の細胞内ではほとんど合成されないのでウイルスとしては増殖せず、バキュロウイルスに組み込んだインフルエンザＨＡタンパク質の設計図によって、侵入した細胞内でＨＡタンパク質のみが大量に合成されるのです。

ワクチンなどの効果を調べるためには、比較となるものを用意して結果を比べる対照実験が必要です。この実験の場合だと、普通であれば生理食塩水を接種してもよいのですが、阿部先生はより厳密に、対照としてインフルエンザのタンパク質をコードする遺伝子を組み入れていないバキュロウイルスをマウスに接種しました。つまり、インフルエンザのタンパク質をつくらない自然の昆虫ウイルス（これを野生型ウイルスと呼びます）をマウスの鼻から接種（この場合はウイルス液を鼻に垂らします）したのです。

このような実験を行ったところ、インフルエンザのタンパク質の設計図を組み入れたウイルス（実薬）を接種したマウスは、ワクチン効果によって鼻粘膜で免疫が誘導され、インフルエンザの発症が予防されたのですが、驚くべきことに、野生型ウイルス（対照）を接種したほうでも、ほぼ同じように発症予防効果が見られたのです。

これはいったいどういうことなのでしょうか。彼はその後、大阪大学微生物病研究所で研究を続け、驚くべきことを発見しました。

昆虫のウイルスはＤＮＡの性質が哺乳類のものとは微妙に違っています。そのためマウスの自然免疫センサーがＤＮＡの微妙な違いを察知して、「これは自分固有のＤＮＡではない。外敵（ウイルス）のＤＮＡである」と認識し、インターフェロン（ウイルスなどに感染するとリンパ球から分泌され、細胞でのウイルス産生を抑えたり、他の免疫の働きを誘導する一群のタンパク質）などの自然免疫を発動させたのです。それによって、インフルエンザウイルスによる致死的感染をも防御することができたのです（Ref.32）。インフルエンザウイルスに対する特異的免疫（つまり獲得免疫）がなくても、自然免疫だけで発症を抑えることができるのです。

私たちは日々の暮らしの中でも、さまざまなウイルスを浴びています。そして常にいくらかの自然免疫が動いているのですが、これはとても大事なことかもしれません。

たとえば、急性呼吸器感染症を引き起こすＲＳ（Respiratory Syncytial）ウイルスが先行して流行ると、同時にインフルエンザは流行らないというように、どれか一つのウイルスが流行すると他のウイルスの流行はあまり見られないという現象があります。どうしてそんなことが起こるのかというと、おそらくこれが自然免疫による効果なのだと思います。

RSウイルスが流行ると多くの人がこれにかかり、その人たちは自然免疫が一時的に活性化します。その自然免疫によって、インフルエンザにはあまりかからなくなるのではないでしょうか。これは、先ほどの実験でマウスの自然免疫が昆虫ウイルスによって活性化したのと同じ理屈です。

新型コロナウイルスの流行以降、インフルエンザが少なくなったことを「ウイルス干渉によるもの」と説明する人がいます。干渉というと、異なるウイルスが同じ感染受容体を取り合うとか、ウイルス増殖に必要なタンパク質を取り合うなど、ウイルス同士が戦っているようなイメージをもつかもしれません。

しかし、それは私の感覚とは違っています。私はウイルス干渉が起こっているというよりも、あるウイルスの流行によって多くの人の自然免疫が一時的に活性化し、同じ場所（この場合、鼻粘膜など）に感染する他のウイルスに感染しにくくなるのだろうと考えています。これを広義のウイルス干渉と呼ぶのかもしれません。

「バカは風邪をひかない」の真意

自然免疫の応答性というのは、どんどん高まっていく性質があり、それがある程度記憶されることがわかってきました。これを「訓練免疫」と言います(Ref.33)。たとえばＢＣＧは結核を予防するワクチンですが、これを接種すれば結核に対する獲得免疫だけでなく、自然免疫の反応性も高くなることがわかっています(Ref.34)。

少し難しい話ですが、訓練免疫は獲得免疫のように特定の抗原に反応するＴ細胞やＢ細胞のメモリー細胞が増殖して記憶されるものではありません。自然免疫を担う細胞(ＮＫ細胞など)が増加したり、細胞のＤＮＡを取り巻くタンパク質の状態が変わることによって、自然免疫を担うタンパク質の遺伝子発現の仕組みが変わることもあるようです。これをエピジェネティックスと言います。

病原体などさまざまな抗原に接し、対応しているうちに自然免疫がそれらにうまく対応できるように順応していくということです。だから、日常的に雑多なウイルスを浴びていると自然免疫が鍛えられて、反応性が高まり、風邪をひきにくくなるのだと考えられます。

「バカは風邪をひかない」とも言われますが、これもおそらくは、快活な人は普段からウイルスに暴露される機会が多いことで、自然免疫の応答性が上がっているのだろうというのが私の解釈です。あるいは知らないうちに感染して、獲得免疫が誘導されているのかもしれません。

逆に言えば、ウイルスを怖がってステイホームを続けていると、自然免疫の活性が下がっているかもしれません。ですから、むやみに家にこもるようなことはよくないのではないでしょうか。

そんな自然免疫をウイルスが突破すると、ようやく高い特異性をもつ獲得免疫が発動します。獲得免疫には液性免疫（抗体）と細胞性免疫の2種類があります。

今回の新型コロナウイルスに対応する免疫として、いったいどれが一番重要なのか。私の考えでは、おそらく自然免疫と細胞性免疫がより重要で、抗体はあまり役に立っていないように思います。その理由は後ほど述べます。

5種類の抗体

新型コロナワクチンを何度も接種する理由として、「抗体が下がるから」といわれていますが、そもそも抗体は「上げればよい」というものではありません。そのような考えが出てくるのは、抗体のことを勘違いしているからです。

そこで少し、抗体についても説明します。

抗体はB細胞が活性化したプラズマ細胞（形質細胞）というリンパ球によってつくられ、リンパ液や血液、粘膜組織に分布しています。抗体は構造の違いによって以下の5種類（クラス）に分けられます。

IgG＝オプソニン化（抗体が抗原に結合することによって、抗原が貪食細胞によって捕らえやすくなる現象）や中和の作用（細胞への感染を阻害する）が最も強く、4種類のサブクラスが存在する。血液中に最も多く、一般的に抗体といわれるのはこれ。

ＩｇＭ＝抗原の侵入に際して最初に産生されて、一番初めに増加する。

ＩｇＡ＝血液中にも存在するが、主に粘膜系に産生される。２種類のサブクラスが存在する。

ＩｇＤ＝上気道の感染防御に役に立っている。

ＩｇＥ＝アレルギーに関与し、寄生虫を攻撃する。


はしかや日本脳炎では、ＩｇＧ抗体を上げるワクチンが効果を発揮します。それは、これらのウイルスが粘膜や筋肉にとどまらず、血液で増殖してウイルス血症（ウイルスが血液に流れて広がること）を起こすからです。このようなウイルスには、血液中で増えるＩｇＧ抗体を誘導するワクチンがとても効果を発揮します。

一方、コロナウイルスが侵入する鼻腔や喉、気管、肺は、私たちの体の「外側」になります。「肺は体の内側だろう」と思うかもしれませんが、肺や腸管などは直接外部の異物に触れるという意味で体の外側になります。血液中にあるＩｇＧは、そこにはありません。あったとしてもわずかに漏れ出てくるぐらいです。

したがって、コロナウイルスの感染を防御するには、「外側」である粘膜表面に出てくる（分泌される）ＩｇＡ抗体（とくに2量体になっているＩｇＡ抗体）を誘導する必要があります。しかし現在、筋肉注射によって接種されるｍＲＮＡワクチンが誘導する抗体は、主にＩｇＧ抗体です。ＩｇＧ抗体では新型コロナウイルスの感染を完全に防御することはできません。

IgA抗体が誘導されにくい人は新型コロナに感染しやすい

ｍＲＮＡワクチンはＩｇＡ抗体を誘導はしますが、誘導されるＩｇＡ抗体の量はわずかです。実は、私は以前うっかりと「新型コロナワクチンでＩｇＡは誘導されない」などと断定口調で言ってしまい批判を受けたことがありました。ＩｇＡ抗体を少しは誘導することは論文を読んでいて知っていましたが、このワクチンがＩｇＡを誘導させるコンセプトではないことは確かです。筋肉に注射するワクチンでは「効率的でない」と述べたのはその意味での発言でした。

ｍＲＮＡワクチンによる分泌型ＩｇＡの誘導能が低いことは最近の論文でも確認されています（Ref.4,5,6）。一部の人にはＩｇＡも若干誘導されますが、多くの人はほとんど誘導されません。そして、ＩｇＡが誘導されにくい人は、新型コロナウイルスに感染しやすいのです。

したがって、もし新たに新型コロナウイルスのワクチンをつくるなら、鼻の粘膜に噴霧するタイプがよいと思います。これであれば、ＩｇＡを誘導することができます。最近、インドで認可されたワクチンも粘膜ワクチンです（Ref.35,36）。また、国内でも三重大学などで粘膜ワクチンの研究が進んでおり、よい結果が得られているようです（Ref.37）。

ＩｇＧ抗体を上げても感染予防効果は期待できない

感染予防が不完全であったとしても、「ＩｇＧ抗体を上げれば重症化予防になる」と主張されることがあります。しかし、これについても必ずしもそうとは言えないところがあります。

まず、どれだけ血中の抗体が有効であるかですが、血中の抗体が働くとすれば、血中にウイルスが流れていなくてはいけません。もし血中にコロナウイルスがフリーの状態で大量に流れるのだとしたら、PCR検査は血液でするはずです。なぜなら、鼻咽頭から検体を採取する人が、被検者のくしゃみでウイルスを含む飛沫を浴びてしまう危険があるからです。採血で調べることができるならば、そちらのほうがよいのではないでしょうか。

しかし現実問題として、新型コロナウイルスは血中にあまりいないので、血液でPCR検査をすることは普通しません。新型コロナウイルスのあまりいない血中で、いくらウイルスの感染を阻止する中和抗体を増やしても「感染予防効果」はもちろんありません。ただし、全身にウイルスが広がることを防ぐ意味はあると思います。その意味で重症化予防効果はあり得ますが、肺に直接ウイルスを吸い込んで、そこで大量増殖してしまったら、血中の中和抗体を増やしたとしても、大きな効果があるとは思えません。

なぜ抗体価が高い人のほうが重症化しているのか

生体内のウイルスが増えてくると、それに遅れて体内の抗体が上がってきます。抗体のなかで最初に上がってくるのはＩｇＭで、その後にＩｇＧが上がってきます。抗体検査で検出しているのはＩｇＧとＩｇＭの両方です。

面白いことに、２０２０年に東京都で新型コロナ感染者の抗体反応を調べたところ、ほとんどの人がＩｇＧからレスポンス（免疫応答）が始まっていたそうです（Ref.38）。最初に上がってくるはずのＩｇＭではなく、ＩｇＧから上がり出したということは、２０２０年の時点で、多くの人たちは既感染者だった可能性もあります。ところがもうひとつの感染の指標であるＮ抗体は、低いままでした（Ref.39）。この現象の解釈は難しいのですが、今後深く追求する必要があるかと思います。

体内のウイルス量が十分下がり、しばらくすると抗体も下がり始めます。ワクチンを接種しても抗体が一過性であることを嘆く人がいますが、ウイルス特異的抗体はウイルスが体にいなくなれば、やがて下がっていきます。人は生まれてからずっといろいろな微生物（ウイルスや細菌など）に暴露されるので、その抗原に応答する抗体がその都度、誘導されていきます。しかし、人間も含めた高等動物は必要なときに必要な抗体しかつくりません。不必要な抗体はいったん血中から消してしまうほうが無駄がなく好都合なのです。

その代わり、抗体を産生するBリンパ球の一部は抗原を記憶しているメモリーB細胞として体の中に残っています。再び同じ微生物に暴露したときに、メモリーB細胞は抗体産生細胞（プラズマ細胞）となってIgG抗体やIgA抗体を大量に産生することができます。

そしてここからが問題なのですが、2020年3月初旬に発表された論文によると、新型コロナウイルス感染者のデータから、重症患者と非重症患者の抗体を調べたところ、重症患者のほうがウイルス特異抗体の量が多いという結果でした。つまり、抗体価が高い人のほうが重症化していたのです（Ref.40）。

ある人は「重症化するときには多くのウイルスが体内にいるから、それに対抗するように抗体価が上がっているのだ」などと言います。果たしてそうなのでしょうか。重症化は、ウイルスを攻撃するために引き起こされた発熱や炎症、感染細胞を破壊するといった反応が、体に過剰なダメージを与えてしまうことによって起こります。実は重症化したときには、ウイルスはすでに撃退されており、ほとんど消えているのです。なので、本来ならウイルスの減少に応じて、抗体価も下がっていてもよいはずです。

ではなぜ、重症患者で抗体価が上がってくるのか。その仕組みには、いまだに謎の部分も多いのですが、前出の論文では抗体を「新型コロナのリスクファクター(危険因子)」としています。

そうであれば、抗体価が高ければ感染しにくい、重症化を防ぐことができるといった、単純な話ではなくなります。

抗体依存性増強(ADE)はなぜ起きる?

「抗体が悪さをしている」と言うと、初めて聞く人は何を言っているのかと思うかもしれません。しかし、抗体は体内に侵入してきたウイルスをやっつけるだけでなく、時として生物に悪さをする危険性もあるのです。

たとえばネコのコロナウイルスであるネコ伝染性腹膜炎ウイルス（ＦＩＰＶ）では、抗体が誘導されることにより重症化することが知られています。なぜそうなるのかといえば、抗体によってかえって感染が増強され、病態も増悪するからです。これがあるため、ネココロナウイルスのワクチンをつくろうとしてもできません。

このような現象を「抗体依存性増強（ＡＤＥ）」と言います。「抗体依存性感染増強」と訳されることがありますが、ＡＤＥは「感染」増強以外に抗体によって病態が増悪する現象も含まれています（Ref.41）。

ネコのＦＩＰＶや人のデングウイルスのＡＤＥでは、ＩｇＧ抗体がＦＩＰＶやデングウイルスに結合すると、免疫細胞のマクロファージや単球がウイルスを取り込みやすくなり、これらの細胞で爆発的にウイルスが増えてしまうのです【図４】。

では、今回の新型コロナウイルスではどうなのかというと、ＩｇＧ抗体がウイルスに結合すると、マクロファージや単球がウイルスを取り込みやすくなることは確かだと思います。マクロファージや単球にはＦｃ受容体があります。ウイルスに結合した抗体がＦｃ受容体に結合すると、ＡＣＥ２（コロナウイルスが侵入する際に

図4　抗体による感染増強（ADE）のメカニズム

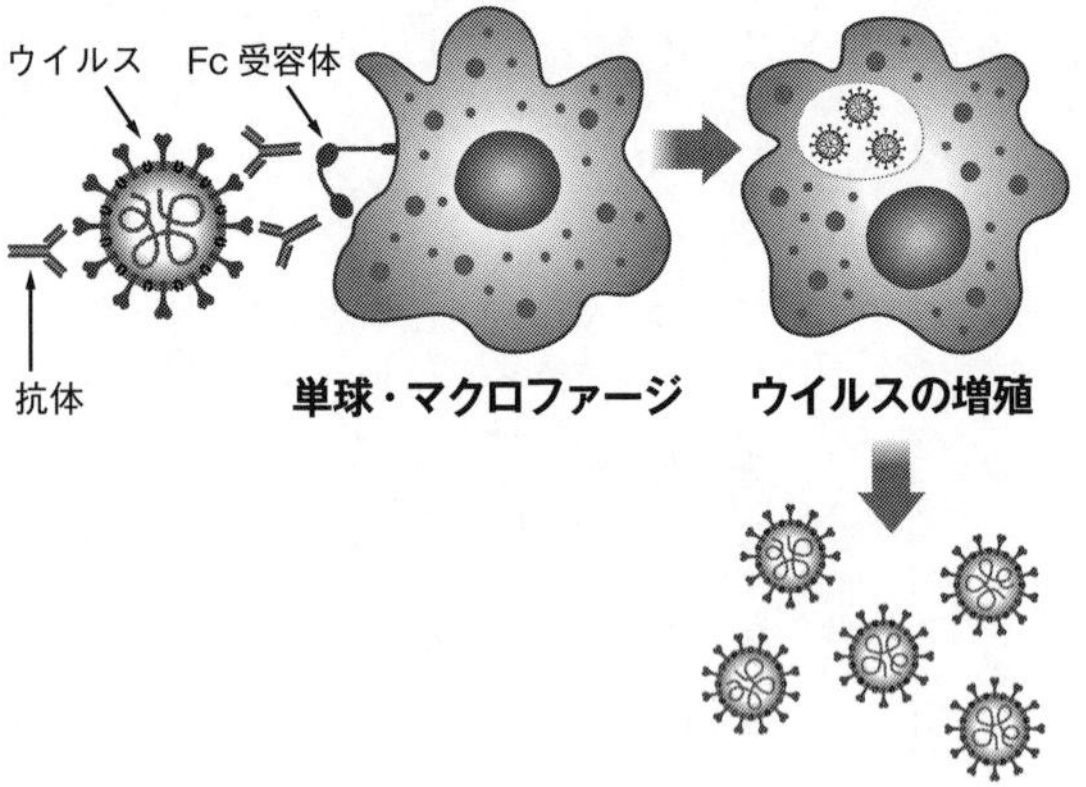

抗体が結合したウイルスは、抗体のFc部分（抗体の根元の部分）と、単球・マクロファージの細胞表面上に発現しているFc受容体を介して細胞に吸着する。吸着したウイルスは細胞内に取り込まれる。ネコのコロナウイルスであるネコ伝染性腹膜炎ウイルスやデングウイルスなどは、取り込まれた細胞内で爆発的に増殖し、病態を悪化させる。この現象を感染増強（ADE）と呼ぶ。文献41を参照して作図

使用する細胞側の受容体）がない細胞にも、エンドサイトーシスの経路【図5】から侵入することができます。そこでウイルスが爆発的に増えると、最悪の場合は死に至ります。

今回のコロナウイルスは幸いなことに、マクロファージの中でほとんど増えないため、ADEの悪影響は最小限で済んでいるというのですが、Fc受容体のある細胞はマクロファージ以外にもいくつかあり、そこで抗体がどのような働きをするのかは、今のところわかっていません。

さらに、マクロファージなどの免疫細胞にウイルスと抗体の複合体（抗原抗体複合体）が結合したり、ウイルスが細胞内に侵入すると、サイトカインが放出されます【図6】。サイトカインとは主に免疫細胞から分泌されるタンパク質で、細胞間の情報伝達を担う生理活性をもっています。

サイトカインは免疫応答に重要なものなのですが、その働きが炎症や発熱などの症状にもつながります。また、サイトカインが大量に放出されたり、異常に放出されると、病態増悪につながることがあります。この現象は、RSウイルスや麻疹ウ

図5　新型コロナウイルスの感染経路

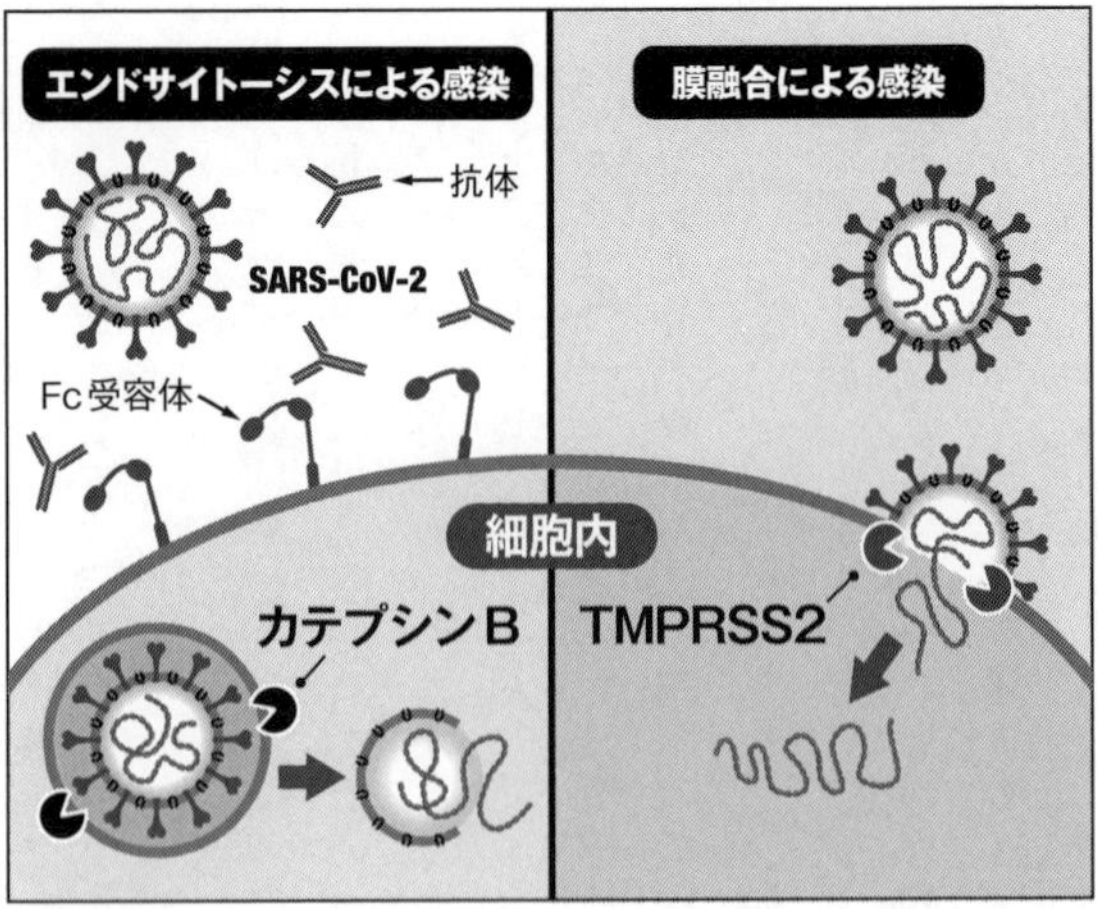

新型コロナウイルスが細胞に侵入する経路は大きく分けて2つある。一つは細胞内にエンドサイトーシスによって取り込まれ、エンドソーム内のカテプシンBの作用によって細胞内に侵入する経路（エンドサイトーシス経路）であり、もう一つは細胞表面上のプロテアーゼの一種であるTMPRSS2の作用によってスパイクタンパク質が開裂することで、細胞膜とウイルスのエンベロープ（ともに脂質二重膜）が融合することによって、細胞内にウイルスゲノムRNAが侵入する経路（膜融合経路）である。どちらの経路も細胞表面上に発現するACE 2（アンギオテンシンインベルターゼ2）とスパイクタンパク質が結合することが必要であることが多いが、Fc受容体を介したエンドサイトーシス経路での感染にはACE2（感染受容体）は必要ではない。なお、本図においては細胞表面上のACE2は示していない。文献42を参照して作図

図6　ウイルスと抗体の複合体が病態を増悪させるメカニズム

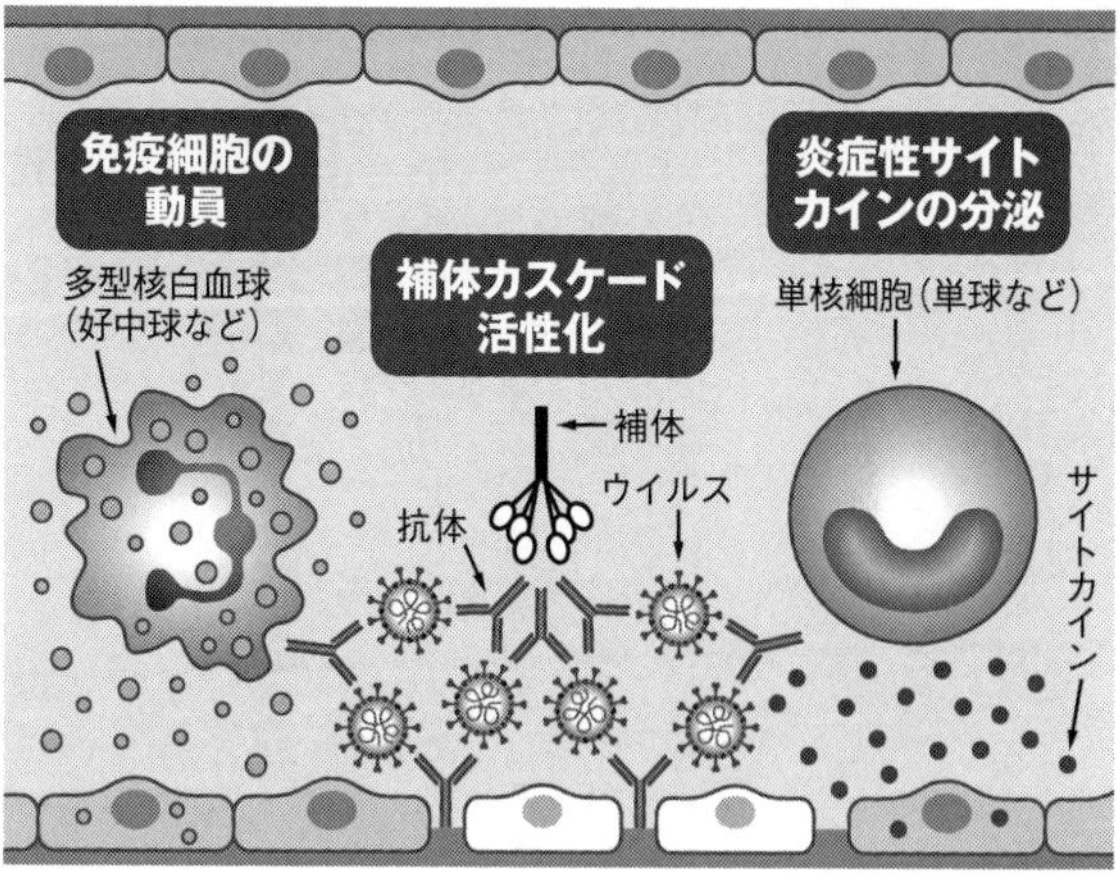

血中を流れるウイルスはウイルス特異抗体と結合する。抗体は２カ所の抗原結合部位があるため、ウイルスと抗体がともに十分量存在すると、ウイルスと抗体が複合体（ウイルス抗体複合体）を形成する。ウイルス抗体複合体は補体のカスケードを活性化して、付近の細胞に穴をあける。ウイルス抗体複合体は免疫細胞（多型核白血球［好中球］や単核細胞［単球］など）を誘引する。Fc受容体を介して、ウイルス抗体複合体と免疫細胞（単球・マクロファージなど）が結合すると、免疫細胞から炎症性サイトカインが分泌される。この現象が過剰に起こると病態が増悪することになる。この現象をERD（呼吸器疾患増強）と呼ぶが、麻疹ウイルスやRSウイルスなどで起こることが知られている。文献41を参照して作図

イルスで知られているのですが、新型コロナウイルスでも起こっている可能性があります（Ref.41）。

ウイルス感染におけるγδ《ガンマ・デルタ》T細胞の役割

ＡＤＥのような現象は、ウイルスと免疫の間で起こる作用のほんの一部です。宿主（ウイルスが感染する相手）とウイルスとのバトルには、もっと複雑なことが起こっていて、その全体像を理解するのはとても大変です。それだけでも一つの大きな学問なので、純粋に免疫のシステムだけを研究している免疫研究者でも、すべてを理解はしていません。すでにすべてを理解しているのであれば、研究する必要はありません。

最近の研究成果では、細胞性免疫に新しい仲間があることがわかってきました。感染細胞を破壊するには、感染細胞上にウイルスタンパク質の断片が提示される必要があります。細胞傷害性T細胞はウイルスタンパク質の断片を認識して攻撃を仕掛けます（第五章の図8参照）。

しかしこれ以外に、感染細胞で細胞内の物質代謝の異常が起こり、その異常を認識して攻撃するT細胞集団があることがわかりました。γδ（ガンマ・デルタ）T細胞というものなのですが、ウイルスに感染するとそれが増えてくるというのです(Ref.43)。獣医学領域ではウシやブタでγδT細胞が血中に大量に存在するのですが、人ではあまり血中に存在せず、腸管などでの細菌感染に対する免疫として効いているのではないかと考えられてきました。

最近の研究でγδT細胞がウイルス感染にも働いていることがわかってきて、新型コロナウイルスの感染においてもγδT細胞が増えてくる現象が知られています(Ref.44,45)。ところが、mRNAワクチン接種ではあまり増えてこないのです。もしかすると、γδT細胞も新型コロナウイルスの撃退に大いに役に立っている可能性があります。

専門知を総合知にできる人材の必要性

ウイルス感染に反応して、誘導される免疫はきわめて複雑です。ウイルスごとに体の免疫応答パターンは異なります。ウイルスは、意識はないにせよさまざまな戦略をもって宿主での存続を図っています。その戦略はウイルスごとに異なります。宿主側もウイルスごとに最適な免疫を誘導しているはずです。それはウイルスと動物との何千万年（あるいは何億年）もの長い歴史で培われたものです。ワクチンもそれに合わせて戦略を練らなければなりません。ウイルスのどのタンパク質を狙うのか、どの方法で狙うのか。どの方法でどの免疫を動かすのか。

自然免疫を訓練して上げるのか。獲得免疫を誘導するのか。その場合、細胞傷害性T細胞なのか、γδT細胞なのか。抗体だとしても、どのタンパク質に対し、どの種類の抗体をメインに上げるべきなのか、考え得るなかで最適な戦略をとるべきです。

対象となるウイルスやその病原性などによって、そうした戦略はすべて異なります。だからこそ、そこはウイルスと宿主との関係を熟知している専門家が指導しないことには、最善の感染対策をとることは難しいのです。

今は学問が細分化され、それぞれの専門家が狭い分野で研究を行っています。そして、それぞれが自分の専門分野だけの知識で「ああだ、こうだ」と言うのですが、大きな事に当たるときには、それぞれのバランスをとって総合的に考えなければいけません。そのためには、関連するそれぞれの分野の知識があり、全体を見ることのできる人を育てることも、今後は必要になってくるでしょう。

第五章　コロナワクチンの限界と危険性

「mRNAワクチン」とは何か

ワクチンには生ワクチン、不活化ワクチン、コンポーネントワクチンなどさまざまな種類のものがあります。今回、日本国内で新型コロナウイルス感染症対策として接種されているのは主にmRNAワクチンです。このmRNAワクチンがこれほど大規模に接種されるのは人類初の試みでした。

mRNAワクチンには大きく自己増殖型と非増殖型の2種類あり、現在接種されているのは自己増殖性のない非増殖型です。免疫によって過度の炎症反応が起こらないように、また、すぐにはmRNAが分解されないようにmRNAのウリジンという塩基がシュードウリジン（偽のウリジン）になっており（シュードウリジン化）、mRNAが少量しか細胞内に入らなくてもスパイクタンパク質を大量につくり出す仕組みになっています。

通常、哺乳類などの真核生物がタンパク質をつくるときには、核の中にあるDNAの遺伝情報から、必要な部分（タンパク質の設計図）がmRNAにコピーされます。これを遺伝情報の転写（トランスクリプション）と呼んでいます。転写された

ｍＲＮＡが、細胞内のリボソームというタンパク質合成工場に運ばれて遺伝情報が翻訳（トランスレーション）され、タンパク質がつくり出されます。

転写を制御しているのは、細胞内にあるさまざまなＤＮＡ結合タンパク質です。特定のタンパク質が必要になると、核の中の目的のタンパク質の設計図ＤＮＡをＲＮＡに転写するように命令が入ります。それは、目的のタンパク質の設計図の転写制御領域に特定のＤＮＡ結合タンパク質が結合することで開始されます。基本的に転写されたｍＲＮＡは細胞内で短時間で壊されます。目的タンパク質のｍＲＮＡ量の制御はＤＮＡからの転写で行われるのです。

必要量以上のタンパク質をつくり続けると、生体や細胞に害を及ぼしてしまうので、必要量のタンパク質ができるとＤＮＡからそのタンパク質の設計図をコードしているｍＲＮＡへの転写は止まります。細胞内のｍＲＮＡが分解されれば、タンパク質合成も止まります。このようにして、必要量のタンパク質が維持されます。

しかし、今回のｍＲＮＡワクチンは抗体を誘導させるために、たくさんの量のスパイクタンパク質をつくり出す必要があります。そのため、すぐには分解されないようにｍＲＮＡをシュードウリジン化して、細胞内に一定期間分解されずに残るようにしてあるのです。

新型コロナウイルスにワクチンが効果的でない理由

ワクチンが有効性を示すためにはいろいろな条件があって、一般論として「できること」と「できないこと」があります。

ここまでの章で述べたようにウイルスにはさまざまな生存戦略があり、それに対抗する免疫機構もさまざまですからワクチン戦略もそれによって変わってきます。

一般的にワクチンは、ウイルスによる感染を模倣することによって免疫をつけ、感染しないようにしたり、感染してもその症状を軽くしたりすることを目的とします。

たとえば、生ワクチンは弱毒化したウイルスのことで、これを接種すると感染して、場合によっては軽い症状が出ます。しかし、それによって免疫がつくわけです。つまり、人為的に弱いウイルスを感染させて免疫を発動させ、効果を発揮させるのです。

しかし、弱毒生ワクチンをつくることは簡単ではありません。つくることも難しいのですが、すべての人にとって弱毒であること、また、病原性を再獲得しないかどうかなどを長期間かけて調べなくては安全性を担保できません。

一方、不活化ワクチンはウイルスを培養細胞や動物体内で増やして、そこからウイルスを精製した後、不活化（感染性を失わせること）させてつくります。培養細胞でたくさん増えるウイルスであれば、比較的容易に不活化ワクチンをつくることができます。

今回の新型コロナウイルスは、私たち研究者が一般的によく使うアフリカミドリザルの腎臓由来の株化細胞（株化細胞とは試験管内で永遠に増殖する細胞のこと）などでよく増えるので、不活化ワクチンをつくることは比較的容易です。不活化ワクチンではウイルス自体は死んでいますし、免疫を賦活する添加物（アジュバント）も他のワクチンで実績があるものを使えるので、その意味では安全と言えます。中国などは今回の新型コロナワクチンに不活化ワクチンを採用して、他国に輸出しています。日本においても、KMバイオロジクスが開発をしています。ところがこの不活化ワクチンにも問題があります。

第四章で述べたように、獲得免疫は主に2つに分けられます。抗体による液性免疫と細胞傷害性T細胞による細胞性免疫です。新型コロナウイルスに対しては、ウイルス特異的な細胞性免疫をつけることが最も重要なのですが、不活化ワクチンは細胞性免疫を誘導することが苦手なのです。アジュバントを工夫して細胞性免疫も誘導できるように研究が進んでいますが、弱毒生ワクチンにはかないません。もちろん、自然感染にもかなわないのです。

その一方で、抗体はしっかり誘導するのですが、接種方法によっては感染防御に関与する分泌型IgA抗体をほとんど誘導しないのです。たとえば皮下や筋肉に接種すれば、血中のIgG抗体が誘導されますが、IgA抗体はほとんど誘導されません。血中のIgG抗体は発症や重症化の予防には役立つ可能性があるのですが、コロナウイルスの場合は、誘導されたIgG抗体が悪さをすることも知られています。

そもそも、これまでの研究で、風邪を起こすヒトコロナウイルスは何度も感染することがわかっています。たとえば、人の鼻にコロナウイルスを培養したものを垂らす実験をすると、人は風邪をひきます。その被験者に約1年後（52週後）、同じコロナウイルス（冷凍保存していたもの）を垂らすと、以前よりも症状は軽くなるものの再度感染します（Ref.3）。ヒトコロナウイルスはまったく同じウイルスでも繰り返しかかるのですから感染予防が難しいのです。ましていわんや、変異したウイルスの感染を防御することはほとんど期待できません。コロナウイルスは比較的変異しにくいといっても、何度も変異体が出てきているのは、皆さんご存じのとおりです。

なぜ、何度も同じウイルスに感染するのでしょうか。風邪のウイルス（コロナウイルス）は鼻や喉で増殖して肺へ行くわけですが、鼻や喉は外気と接しています。感染を防御するためには粘膜上に一定濃度以上の抗体が必要です。粘膜面を覆っている分泌型のＩｇＡ抗体による免疫は一度ついたとしても、時間とともに徐々にＩｇＡ抗体の量は下がってしまいます。それでまた感染することになるのです。

ウイルス特性によって変化するワクチン戦略

ウイルスに対するワクチン戦略を立てるとき、液性免疫（抗体）か細胞性免疫か、あるいは自然免疫か、そのうちのどれを活かすかを考えなければなりません。コロナウイルスはＩｇＧ抗体も役に立つ場合もあるのですが、逆効果になることも考慮しなければいけません。ＩｇＧ抗体をまったく誘導しないワクチンの開発は不可能に近いので、細胞性免疫を主に強力に誘導させる方法をとらなければいけません。

また、ウイルスのどの部分のタンパク質をワクチンに含めるのかということも重要です。今回のｍＲＮＡワクチンでは、新型コロナウイルスの外側にある突起状のスパイクタンパク質をターゲットにしています（第一章の図1参照）。これは理にかなっているようには見えますが、なかなか難しいところがあります。なぜかと言えば、スパイクタンパク質に結合した抗体が逆に感染を増強させるＡＤＥ（抗体依存性増強）、あるいは病態増悪を起こすリスクがあるからです。

「ADEは心配しなくてよい」は本当か

コロナウイルスは、人の細胞表面にあるACE2という受容体を介して感染します。ウイルスのもつスパイクタンパク質と、ACE2はカギとカギ穴の関係にあって、抗体でこの結合を無効化すること（結合を阻止したり、結合してもスパイクタンパク質が正常に働かなくなり、ウイルスが細胞内に入らないようになる）ができれば、ACE2を介しての感染はなくなります。

ウイルスが細胞に感染することを阻止する抗体を「中和抗体」と言います。しかし、ウイルスの感染を完全に無効化するには、理論上、突起であるスパイクタンパク質すべてに中和抗体が結合しなければいけません。1つのコロナウイルスにスパイクタンパク質が50個あったなら、それ以上の数の中和抗体が必要になるということです。ただし、本当にすべてのスパイクタンパク質に抗体がつかないと感染阻止されないかについては、わかっていません。

第四章でも説明しましたが、仮にワクチンによる抗体で新型コロナウイルスがACE2に結合しないようにできたとしても、やっかいなことにコロナウイルスでは

ＡＣＥ２を介さずに感染するＦｃ受容体依存性感染が起こり得ます。

ウイルスに結合した抗体が、マクロファージなど免疫細胞の表面にあるＦｃ受容体に結合すると、細胞内にウイルスが侵入します。免疫細胞がもつエンドサイトーシスという細胞外の物質を取り込む作用を利用しています（第四章の図５参照）。そうして取り込まれたウイルスが免疫細胞で増殖するとＡＤＥが起こります（第四章の図４参照）。

ＳＡＲＳコロナウイルスやＭＥＲＳコロナウイルスではそのようなＡＤＥが見られ、今回の新型コロナウイルスでもＡＤＥが心配されていたのですが、不思議なことに、ある時から「ＡＤＥは心配しなくてよい」という声が多数派になりました。なぜなのでしょうか。

ネコのコロナウイルスでも普段はＡＤＥが起こりませんが、変異によってＡＤＥを起こすウイルスに変わることがあります。ですから人の場合も、一部の人では、誘導された抗体と変異ウイルスによってＡＤＥが起こっていても不思議ではないのです。

もしADEによって亡くなった人がいたとしても、血液サンプルが保存されていない限り可能性を追求することはできません。解析が詳しくなされていないので、ADEがあるともないとも断言はできませんが、最近の研究によって、ワクチン接種者のなかにFc受容体を介さなくてもスパイクタンパク質のACE2への結合力を増加させて感染を増強する抗体（ここではADE抗体とします）をもっている人がいることはわかってきました（Ref46）。この報告については後で詳しく説明します。ただし、何度も言うように、ADE抗体があったとしても、それが要因で亡くなったという証明は永遠にできません。

また、Fc受容体を介する通常のADE以外にも、補体受容体を介するADE現象の存在も他のウイルスでは知られています（Ref.47）。しかし、補体受容体を介するADEのメカニズについては、当然、研究されているとは思いますが、論文には発表されておらず、まだADEの全貌は明らかになっていません。それらADEの現象とワクチン接種との関係についての調査も進んでいません。

さらに、ワクチンが誘導する抗体が、従来の季節性の風邪を起こす4種類のヒトコロナウイルスの感染を増強したり、病態を増悪させたりする可能性も否定できません。

抗原抗体複合体

抗体による病態増悪については、第四章で少し説明しましたが、ここではさらに詳しく説明します。抗体は二股に分かれた形状になっています。2つの手が出ているとイメージするとよいと思います。2つの手の先端に抗原（新型コロナウイルスだとスパイクタンパク質）と結合する部分があります。

スパイクタンパク質やウイルス、そして特異抗体（特定の抗原に特異的に結合する抗体）がたくさんあるとどのようなことが起こるかというと、抗体を介してスパイクタンパク質やウイルスが結合し合って、団子状態になります。これを抗原抗体複合体と呼びます。

このようにして抗体と新型コロナウイルス（またはスパイクタンパク質）が集まった抗原抗体複合体が形成されると、そこに補体という物質が集まってきて補体自身が活性化されます。活性化した補体は抗原抗体複合体付近にある細胞の細胞膜に穴をあけて壊します。また、抗原抗体複合体がマクロファージなどFc受容体をもっている細胞に結合すると、サイトカインが過剰に分泌され、高熱や激しい炎症反応を起こすことがあります（第四章の図6参照）（Ref.41）。最悪の場合、サイトカインストーム（サイトカインの大量産生による障害）を引き起こす可能性も出てきます。

抗体を強力に誘導するワクチンを接種して良い抗体（中和抗体）だけができればよいのですが、悪い抗体（非中和抗体）もどうしてもできてしまいます。それが病態を悪化させることにもなるのです。ウイルスが変異すればその可能性が高まります。

こうしたことが、今回の新型コロナウイルスでも起きている可能性があります。抗原抗体複合体が血管の内皮細胞を傷つけたり、腎臓に沈着して腎炎を起こしたり、血栓を誘発して血管を詰まらせる危険性があるのです。だから非中和抗体はなるべく上げたくないのです。血中に非中和抗体が増えすぎて、かつ、ウイルスが血中に増えたときには、これらが団子状になってできる抗原抗体複合体によって症状が悪化しかねません。ワクチン接種によってスパイクタンパク質がたくさんできて血中に流れた場合も同様の結果を招きかねません。

免疫は体にとってよいことばかりではなく、悪いほうへ働くこともあり、それは中和抗体や非中和抗体の量、ウイルスの量、スパイクタンパク質の量、それぞれの塩梅《あんばい》によって違ってくるのです。

先に述べたようにＡＤＥのメカニズムについては、まだ全容は解明されていません。しかし、よく似た遺伝子構造のＳＡＲＳコロナウイルスやＭＥＲＳコロナウイルスにはＡＤＥ現象があったわけですから、新型コロナウイルスにもあるだろうと考えるのが自然です。しかし、ワクチン接種が開始され始めた頃には、新型コロナウイルスによるＡＤＥを示した論文が出ていなかったため、私がワクチンによるＡＤＥの可能性に言及すると、ワクチン推進派の人たちは激しく私を批判しました。

大阪大学の2つの研究成果

２０２１年、大阪大学・荒瀬尚教授を中心としたグループが、新型コロナウイルスの感染を増強する抗体を発見しました（Ref.46）。

ウイルスに対する抗体が新型コロナウイルスのスパイクタンパク質の特定部位（N末端部分）に結合すると、抗体が直接スパイクタンパク質の構造変化を引き起こし、その結果として新型コロナウイルスの感染性を高めるというのです。

ウイルスに抗体が結合することでスパイクタンパク質の構造が変化し、ヒトの細胞のＡＣＥ２により結合しやすくなるという妙な現象。これは本来感染しやすい細胞に、より感染しやすくなるという意味ですから、これも数ある感染増強のひとつと言えるでしょう。

今後は、感染増強抗体の有無を調べることによって、新型コロナウイルス感染で重症化しやすい人を判別できるようになるかもしれません。

荒瀬先生のグループは新しい感染増強メカニズムを発見したものでしたが、従来言われているＦｃ受容体を介した感染増強はあるのかを調べた論文が、２０２２年、同じ大阪大学の塩田達雄教授を中心としたグループから発表されました（Ref.48）。
私は常々、中和抗体について研究するためには、Ｆｃ受容体がない細胞を使って調べるのではアンフェアだから、Ｆｃ受容体のある細胞も合わせて調べてほしいと主張していました。

塩田先生らのグループはＡＣＥ２のある細胞とＦｃ受容体のある細胞の両方で抗体の中和活性を調べました。その結果、武漢型新型コロナウイルスに対するｍＲＮＡワクチン接種者の血清は、武漢型の新型コロナウイルスに対して中和活性を示したものの、一部の血清では徐々にＡＤＥ活性が優勢になり、時間依存的にＡＤＥ活性は優勢となりました。また、オミクロン変異体の感染に対しては中和活性を示しませんでした。つまり、武漢型ワクチンでは、むしろオミクロン変異体に対するＡＤＥ活性が一部のワクチン接種者の血清で観察されたのです。

これらの結果によって、ワクチンには治療効果や予防効果があるだけではなく、副作用（感染増強）が出現する可能性があることが示されました。

大阪大学にはワクチン推進派の研究者が多いのですが、その内部からこうしたワクチンを進める側にとって不利な論文が出されたのです。ところが、日本におけるワクチン推進派の一部の研究者は「試験管の中のことにすぎない」と、この研究に対して批判をしました。

私の解釈はこうでした。

「ｍＲＮＡワクチンの接種で誘導される抗体によって、感染増強が起こることはあり得る。また、抗原抗体複合体によって、病態増悪（より発症しやすくなったり、病態がひどくなったりする）もあり得る」というものです。

ワクチンを接種して抗体が誘導されても、時間とともに中和抗体は減り、ＡＤＥ活性をもつ抗体（非中和抗体）が残るので、ワクチンを接種してしばらくすると、発症しやすくなるということは十分考えられます。「中和抗体が減れば抗体によるＡＤＥ活性も減って、時間が経ってもＡＤＥは起こらないのではないか？」という質問もよく聞きますが、それは違います。抗体全体における中和抗体の割合は低いのです。ですので、先に中和抗体がなくなり、非中和抗体によるＡＤＥの逆効果が顕在化してしまうのです。

これはすなわち、ワクチン接種が時間経過とともに逆効果になるということです。ここのところを多くの人がわかってくれません。

「効果がなくなるのはわかるけど、逆効果になるというのはどういう理屈だ」と言われるのですが、中和抗体が減ってなくなれば、ＡＤＥを引き起こす非中和抗体しか残らないのだから、逆効果になるというシンプルな話です。

2回接種者のほうが未接種者より陽性になりやすいというデータ

アメリカ・ニューヨーク州でワクチンを接種した12歳から17歳の子ども、約１０0万人のデータを取ったところ、時間の経過とともにワクチンの効果はマイナスになりました（Ref.49）。１カ月後ぐらいから逆効果になるというデータがあるのです。日本でもこれと同じことが起こっているはずなのに、日本のデータを見ると、逆転現象はずっと起きていないことになっていました。

このことを不審に思った名古屋大学の小島勢二名誉教授が国内のデータを調べたところ、厚生労働省の集計の誤りや不備が発覚しました。

それを正した厚労省のデータ（ワクチン接種歴別の新規陽性者数2022年8月22日から8月28日）では、2回接種者の感染予防効果がほとんどの年代でマイナスに転じる結果（2回接種者のほうが未接種者よりも10万人あたりの陽性者が多い）になっています（Ref.50）。3回接種者でもこの時点ですでに一部の年代で逆転現象が見られました。しかし、厚労省は8月29日以降の接種歴別のデータ公表を打ち切ってしまい、現状がどうなっているのかわかりません。

ともかく、2回目のワクチンを接種したほうが未接種よりも陽性者が多いという結果はどう解釈するべきなのか。ワクチン接種によって新型コロナウイルスに感染しやすくなったのか、それとも発症しやすくなったということなのか。

私は「発症しやすくなった」と解釈しています。

これについて私の仮説を端的にまとめると「ワクチン接種で余計にできた非中和抗体によって抗原抗体複合体ができる。それによってサイトカインが誘発されて発症（発熱等）しやすくなるのではないか」ということになります。

ワクチンを2回接種しようと3回接種しようと、感染予防効果はたとえあったとしても一時的なものでしょう。逆に時間が経てば発症しやすくなるとしたら、ワクチンの意味は何なのでしょうか。

スパイクタンパク質をターゲットにした失敗

これまでの動物実験などによる動物コロナウイルスの研究から、抗体よりも細胞性免疫のほうが重症化予防や回復には重要だと私は思っています。

しかも、ウイルス自体が変異していくのですからスパイクタンパク質を狙ったmRNAワクチンでこれに対応しようというのは、最初から「戦略ミス」だとしか思えません。どんなにすばらしい最先端技術であっても、戦略を間違えていたのでは確実に失敗するでしょう。

私がもし新型コロナウイルスのワクチンをつくるとしたら、鼻粘膜でスパイクタンパク質に対する抗体（分泌型IgA抗体）を誘導し、筋肉注射でスパイクタンパク質以外のコロナウイルスのタンパク質に対する細胞性免疫を誘導するものを考えたと思います。

そのほうが、感染経路や副反応の少なさを考えたときには理にかなっていると思います。国内でも三重大学などが粘膜免疫誘導性のワクチン研究を懸命にやっています（Ref.37)。しかし、政府はそのような試みをあまり支援してくれません。最近になってインドで粘膜ワクチンが承認されたことがニュースになっていましたが（Ref.36)、これが一番よい方法であることは最初からわかっていたことです。

オミクロン変異体になって以降は、そもそもワクチンはいらないと思いますが、次に病原性の強いコロナウイルスが出たときには、スパイクタンパク質をターゲットとしたIgG抗体誘導型ワクチンをつくることはやめたほうがよいと思います。

今回、スパイクタンパク質のみをターゲットとしたために失敗したことは、ワクチンをつくった当事者たちも学んだはずです。

細胞性免疫の誘導は強ければ強いほどよいのか？

コロナウイルスに対する重症化予防効果を担う主役は細胞傷害性T細胞（CD8陽性T細胞）による細胞性免疫です。しかし、細胞傷害活性をもつエフェクターT

細胞の数は無限ではないはずです。実際、新型コロナウイルスに対する細胞傷害性のエフェクターT細胞が急激に増えると他の病原体に対するエフェクターT細胞が減るという報告があります。つまり、一つの病原体に対するエフェクターT細胞だけを増やしすぎると他の病原体に対しては弱くなる可能性があるのです。

エフェクターT細胞はいま現在、襲撃を受けているウイルスに対して数を増やします。そしてエフェクターT細胞は役目を終えると働かなくなったり（アナジー状態）、死んでしまったり（アポトーシス）、徐々に少なくなっていきます。しかし、CD8陽性T細胞も分化の過程で一部はメモリーT細胞となり免疫の記憶が残されます。再度同じウイルスに感染して抗原刺激があると、メモリーT細胞はエフェクターT細胞へと変わり、急激に増殖するのです。

新型コロナウイルスのワクチン戦略においては、即戦力としてのエフェクターT細胞の数も確かに重要ではありますが、ほとんどの人にとってはウイルスの侵入後にエフェクターT細胞をつくってくれるメモリーT細胞を誘導しておけばよく、そのためにはワクチンを1回または2回接種すれば十分なのではないかというのが私

図7　抗原特異的細胞性免疫と
液性免疫の誘導メカニズム

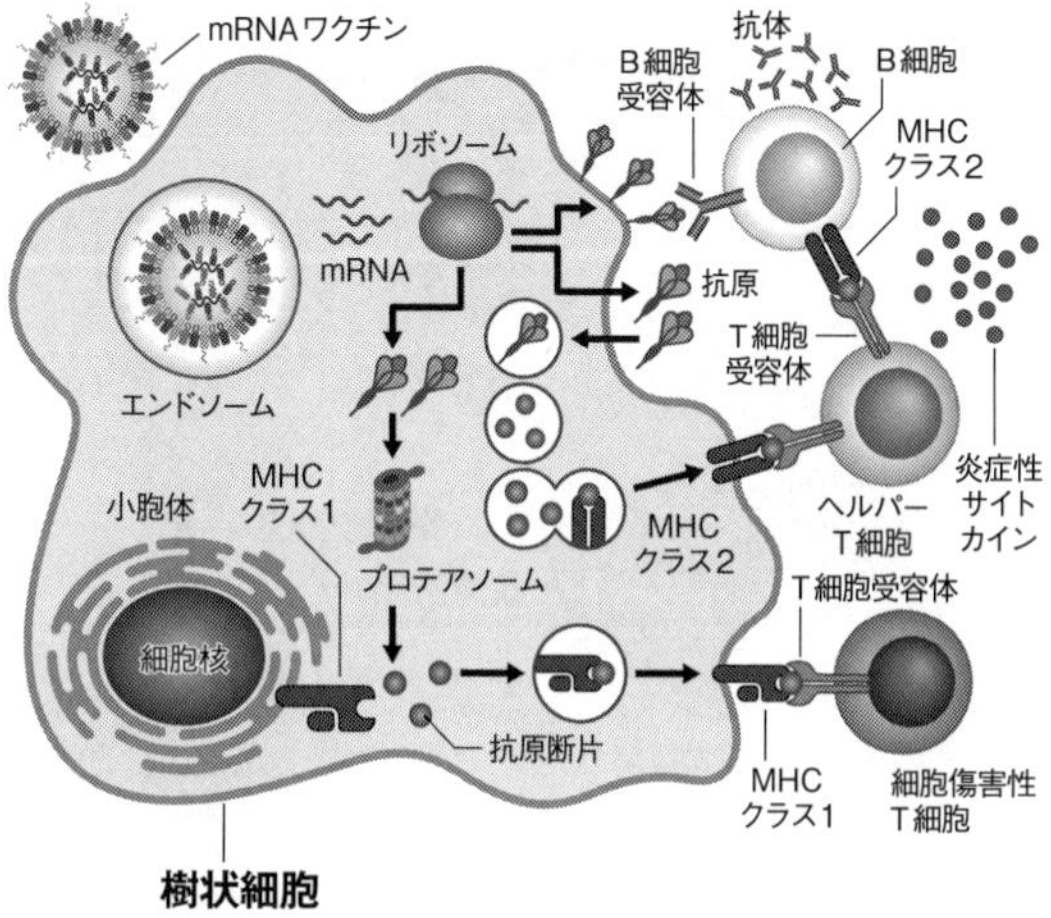

mRNAワクチンはエンドサイトーシスによって樹状細胞のエンドソームに取り込まれる。mRNAはリボソームに運ばれ、スパイクタンパク質が合成される。スパイクタンパク質は、プロテアソーム分解系によって細かく分断され、抗原断片となる。抗原断片は主要組織適合抗原複合体(MHC)クラス1に乗り、細胞表面で細胞傷害性T細胞に抗原提示をする。一方、細胞外のスパイクタンパク質が樹状細胞に取り込まれると、プロテアソームで分解されて抗原断片はMHCクラス2に乗り、細胞表面でヘルパーT細胞に抗原提示をする。 B細胞受容体を介してスパイクタンパク質に結合したB細胞は、ヘルパーT細胞の助けを借りて、抗体産生細胞(プラズマ細胞)となり抗体を細胞外に放出する。文献51を参照して作図

図8　細胞傷害性T細胞がウイルス感染細胞を攻撃するメカニズム

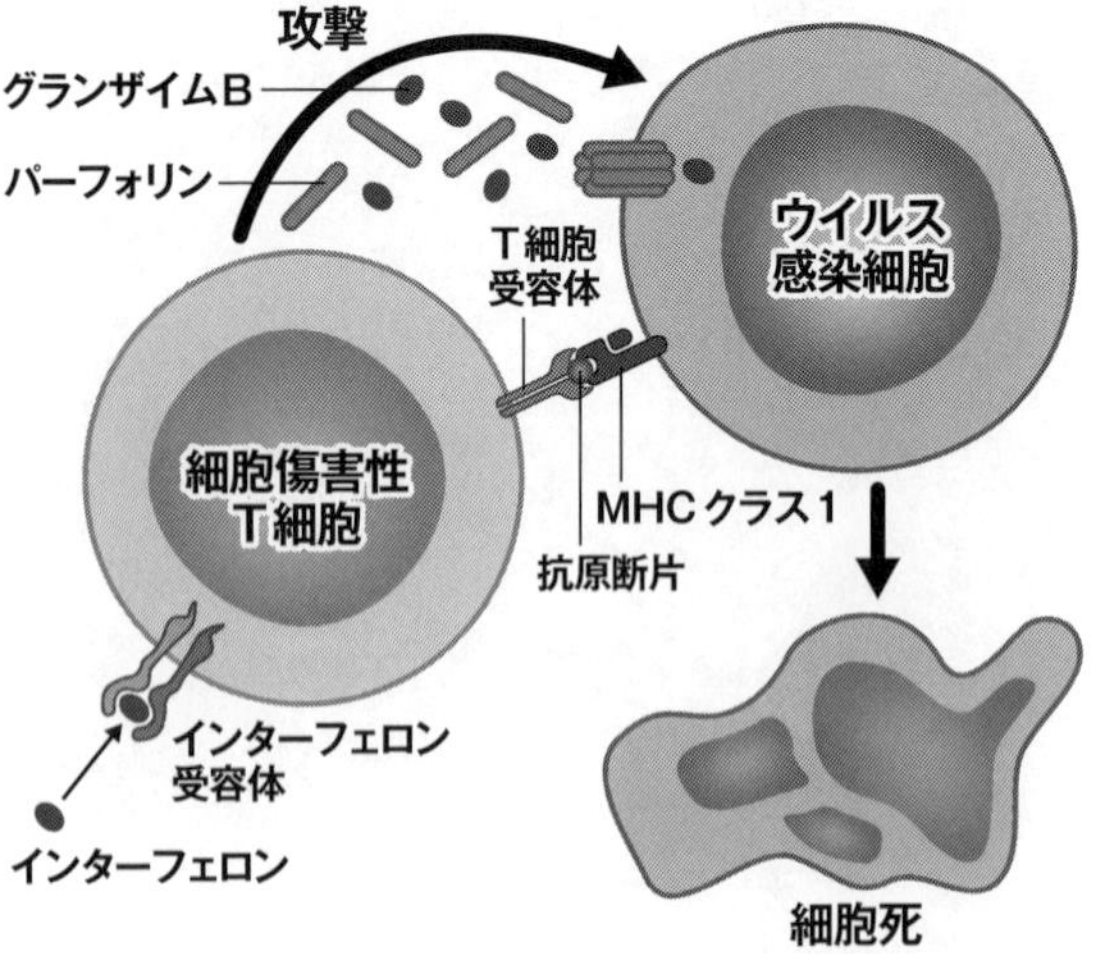

ウイルスに感染した細胞では、ウイルスタンパク質は細胞内のプロテアソーム分解系によって細かな抗原断片に分解される。抗原断片はMHCクラス1分子の上に乗る。インターフェロン受容体を介したインターフェロンの刺激と、T細胞受容体を介した抗原刺激を受けた細胞傷害性T細胞はグランザイムBやパーフォリンを放出する。これらの物質はウイルス感染細胞を破壊する。このようにして感染細胞は細胞傷害性T細胞によって殺され、体内でのウイルス増殖は抑えられる。文献52を参照して作図

の考えです。

ｍＲＮＡワクチンの今後解決すべき大きな課題は、「ワクチンのＬＮＰ（脂質ナノ粒子）が免疫細胞以外の細胞にもｍＲＮＡを導入してしまう」ということです。細胞に入ればその中でスパイクタンパク質ができて、プロテアソームで細かく切り刻まれたうえで細胞の表面にＭＨＣ（主要組織適合抗原複合体）とともに提示されます【図7】。そうなると今度は逆に、その細胞がエフェクターＴ細胞から「感染細胞」と認識され、攻撃される存在になってしまうのです【図8】。つまり、さまざまな臓器や組織が傷害される可能性があることになります。いわば、自己免疫疾患と同じことが起こり得るのです。実際、ｍＲＮＡワクチンに関しては、接種後に自己免疫類似疾患が発生したという症例が報告されています。

メモリーＴ細胞のストックをつくればそれで十分だったはずなのに、何度もブースター接種をしたことによって自己免疫類似疾患を誘発するリスクを高めてしまった可能性があるのです。

ブースター接種が逆効果になることも

2022年9月から接種できるようになった二価ワクチンは、「新たにオミクロン変異体（株）に対応したもの」という触れ込みですが、これには武漢型に対応したmRNAも入っています。

この二価ワクチンを打ったときにどちらの抗体が誘導されるかというと、もちろんオミクロン変異体の中和抗体もできますが、同時に武漢型の中和抗体も誘導されます。しかし、非中和抗体もできているはずです。誘導した抗体の効果は、中和抗体による感染予防効果から非中和抗体による感染増強効果や病態増悪を引き算して考える必要があります【図9】。

BA・1系統のオミクロン変異体に対応したワクチンを打てばBA・1系統に対する中和活性は確かに上がります。しかし、その後のBA・5に対しての中和活性はまったく上がらないことはデータでも示されています。そうなるともうADEの要因となる非中和抗体だけを誘導していることになってしまいます。

BA・5対応のワクチンならよいのかといえばもちろんそのようなことはなく、

図9　ブースター接種によって非中和抗体が誘導されるメカニズムの概念図

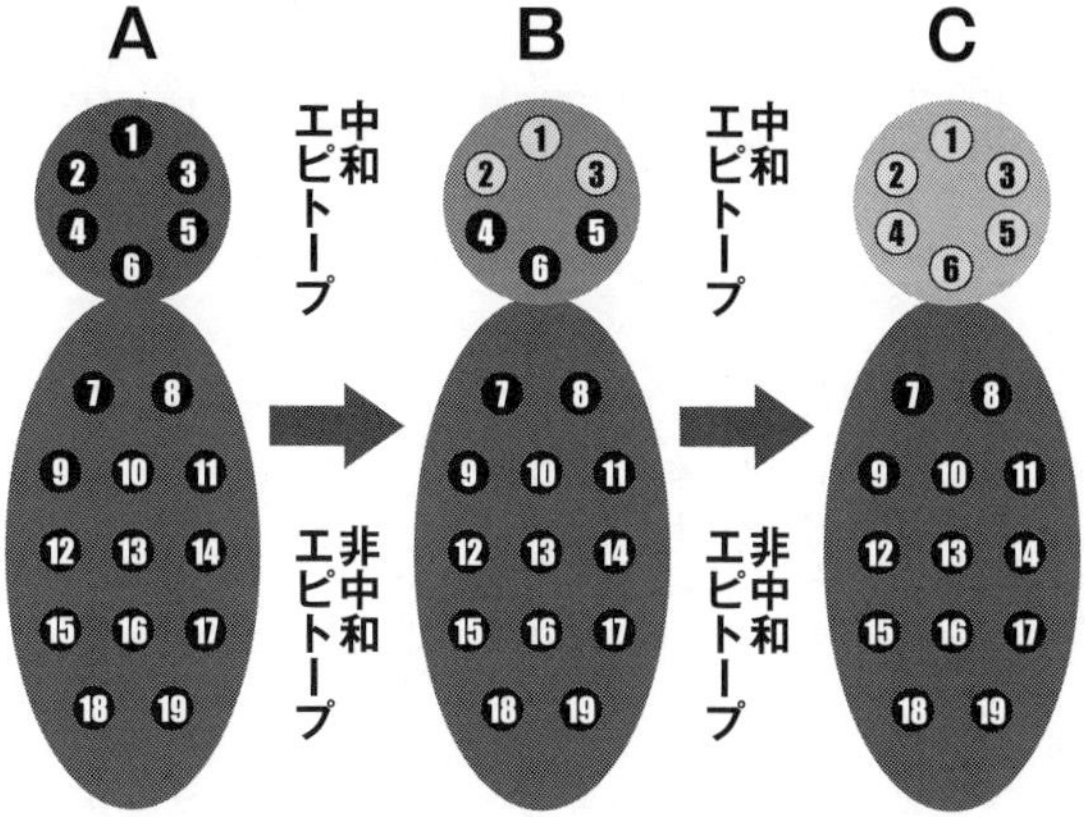

Aはオリジナル株、BとCは変異体。数字は抗体が結合する部位（エピトープ）を示す。オリジナル株対応ワクチンで免疫すると①から⑲に結合する抗体ができる。①から⑥に結合するのは中和抗体であるが、⑦から⑲は非中和抗体である。抗体は同じ色の数字にしか反応できない。オリジナル株対応で2回免疫しても、変異体Bでは④から⑥に結合する抗体しか中和活性はなく、変異体Cに対しては誘導される抗体に中和活性はない。

オリジナル株対応で2回免疫した後に、変異体B対応ワクチンで1回ブースター接種すると、変異体Bの中和抗体はできるが、①から③に対するエピトープに対しては初回免疫（一回目の接種）に過ぎず、その部分の抗体誘導はわずかである。一方、他のエピトープ（④から⑲）に対しては3回接種となるため、⑦から⑲の非中和抗体が強く誘導される。またこの時、変異体Cに対しては、中和抗体の誘導は軽微（①から③の初回免疫分）であり（④から⑥に対する抗体は変異体Cのスパイクタンパク質に結合しない）、逆に非中和抗体（⑦から⑲）（3回接種）が強く誘導される

BA・1に対して逆のことが起きることになりますし、次の変異ウイルスではやはり非中和抗体をつくることになります。変異体に対してそれまでの（それ以前の型に対応していた）ワクチンが逆効果（非中和抗体の誘導）になるというのは、もう結論が出ていることです。

mRNAワクチンによる感染予防効果はほとんど期待できず、ワクチンを接種することにより、時間の経過とともに感染や発症が促進されることは、これまでの国内のデータからも証明されているのです。

ウイルスよりもワクチンが怖い

オミクロン変異体はもう十分に弱毒化していて、実質的には普通の風邪です。確かに重症化する人もいますが、その確率を見ればほとんどインフルエンザ以下です(Ref.1)。もちろん、呼吸器症状以外の病気も引き起こされることはありますが、それでも重症化率は低いはずです。第7波では過去最大となる約1万2000人が新型コロナ関連死とされましたが、その割合はPCR陽性者数の0・1％程度でした。

重症化しにくい世代にまで、なぜこの安全性が担保されていない最先端のワクチンを打たなければならなかったのでしょうか。

日本で12歳から29歳の若者にワクチンを接種した結果、２０２１年12月の段階で、報告されただけでも２８１人の心筋炎疑い例が出ています（Ref.53,54,55）。きっと報告されていないケースもたくさんあったでしょう。その年代で新型コロナによって重症化したり亡くなったりする人はわずかなのに、心筋炎を起こすようなワクチンをなぜ接種する必要があったのか。

「ワクチンを接種しなかったらコロナに感染して問題だ」などと言いますが、では他の国はどうでしょう。

イングランドではワクチンを3回以上接種している5歳から11歳の子どもはほとんどいません。２０２２年9月の時点でワクチンを2回接種した子どもも6パーセント程度です（Ref.56）。イングランドの２０２２年4月のデータ（抗体調査）によると、およそ88パーセントの子どもが新型コロナウイルスに自然感染していたそうです（Ref.57）。それで子どもたちに何かあったのかと言えば、とくに大きな問題があったとは聞こえてはきません。むしろ、新型コロナウイルス以外の小児肝炎（アデノウイルスやアデノ随伴ウイルスの感染と推測されている）が話題になっていました（Ref.58）。

mRNAワクチン接種後に心筋炎を発症した若者の血液中には遊離スパイクタンパク質が検出されていることも明らかになっています（Ref.59）。したがって、ワクチンによるスパイクタンパク質産生が心筋炎を誘発していることは明らかです。

日本でも新型コロナワクチン接種を進める前に、せめて子どもたちの抗体検査をしてもらいたいと思います。多くの子どもはすでに感染しているのではないでしょうか。調査をすれば子どもの発症率もほぼ正確にわかると思います。

コロナウイルスの特性からすれば、今後も感染の波は何度もやって来ます。ほとんどの人が感染をした後でも、また波はやって来るのです。いわゆる普通の風邪がなくならないのと同じで、いくら感染して免疫がついても、新型コロナには何度でもかかることになるはずです。

感染して免疫がついた人にワクチンを打つというのはおかしな話ですし、新型コロナウイルスに対する免疫は細胞性免疫が主役（おそらく自然免疫も）です。

ＩｇＧ抗体は人体に悪さをするかもしれず、やたらと上げるようなものではありません。それなのに、やみくもにワクチンでＩｇＧ抗体を上げろというのは間違っていると私は考えます。

新型コロナウイルスは感染した宿主の細胞を殺しますが、細胞傷害性Ｔ細胞もウイルスを排除するために感染した細胞を攻撃し、破壊します。ウイルスを産生する細胞を積極的に破壊することで、私たちは回復しているのです。

回復のために抗体が有効であるならば、発症者に対して抗体が含まれている回復者の血清を投与すれば治るはずですが、新型コロナウイルス感染者に対してそうした治療はほとんど成功していません。このことからも抗体が主役でないことは明らかです。

ブースター接種は自己ダメージが大きい

政府は、すでに新型コロナウイルスに感染した人もワクチンを接種すべきだと言っています。しかし、過去に感染した人がワクチンを接種すると副反応が大きいということも事実としてあります。すでに免疫をもっているところにワクチンを打ち込めば、スパイクタンパク質をつくり出す細胞はすぐに免疫の攻撃対象になりますから、当然の話です。

スパイクタンパク質を標的とする免疫は、感染細胞とワクチンのmRNAを取り込んだ細胞の区別ができないのです。ですから、細胞傷害性T細胞は、スパイクタンパク質をつくっている細胞を感染細胞だと判断して必ず攻撃します。

それなのに「何度もブースター接種しろ」と言う。国民を救いたいのか苦しめたいのかわかりません。

一度感染した人はワクチンを接種する必要などないし、未感染者が2回接種したならそれでおしまいでよいのです。

抗体だけのことを考えれば、新たなウイルスの変異に追いつかないというのは確かでしょう。しかし、私たちの細胞性免疫の守備範囲は広いのです。決まったものに応答するだけの抗体に比べれば、細胞性免疫は特異的免疫とはいえ、標的部位の範囲は広く、多くの変異体に有効なはずです。そのようなデータも論文としてたくさん出ています。

先ほども述べましたが、ワクチンを接種してから時間が経つと新型コロナウイルスに対するエフェクターT細胞の数は減りますが、メモリーT細胞が敵のことを記憶しており、次の感染でエフェクターT細胞はすぐに立ち上がります。ですから、ワクチンのブースター接種を短期間に何度もする必要はありません。

すでに感染した人は、ブースター接種はなおさら不要です。感染した人がワクチンを接種すれば初回接種時から自分が免疫に攻撃されることにもなりかねません。

確かに、ブースター接種をすれば新型コロナウイルスに対するエフェクターT細胞の数は増やせますが、ワクチンを取り込んだ細胞が攻撃されるリスクが生じます。2回の接種で無事だった人も、ブースター接種で自分がダメージを受ける危険性が高まるのです。

また、新型コロナウイルスに対するエフェクターT細胞の数を高く維持しておくのがよいことなのかというと、私は必ずしもそうではないと思います。数ある病原体に対するエフェクターT細胞の「多様性」の維持も重要だと思っています。

子どもにmRNAワクチンを接種してよいのか?

今回のmRNAワクチンの接種が心筋炎を誘発する危険性があることは、ほぼ確実だと言えます。

アストラゼネカ社製のワクチンで血栓症が出れば「それはアストラゼネカ社製(アデノウイルスベクターワクチン)だからでしょう」などと言う人がいるのですが、モデルナ社製もファイザー社製も同様のリスクがあることに変わりはありません。アストラゼネカ社製のワクチンと同じく、mRNAワクチンはスパイクタンパク質をターゲットとしており、とくに配列を変えていない(毒性を発揮する配列を除去するなど)からです。

新型コロナウイルスのスパイクタンパク質で血管内皮の機能障害を誘発することもわかっています(Ref.11)。そうであるならば、ワクチンによるスパイクタンパク質でも血管内皮の機能障害になるはずです。感染によるスパイクタンパク質でブレインフォグになるのであれば、ワクチンでもブレインフォグになるでしょう。実際に私の知人は1回目のワクチンを接種した後、2週間ほど、文章が読めなくなりました。命に別状がなかったとはいえ、私は大変に恐ろしいことだと思いました。接種して文章がしばらく読めなくなるというワクチンを私は聞いたことがありません。「子どもにワクチンを打ってよいのか」と聞かれますが、よくないと思います。繰り返しますが、2021年12月の段階で281人もの若者がワクチン接種後に心筋炎を疑われたのです（Ref.55）。

妊娠初期にmRNAワクチンを接種してよいのか？

ワクチン接種については、妊婦の問題もあります。「妊婦にワクチンを接種してよいのか？」という質問を受けることがよくありますが、もちろん危険性はあります。

副反応で熱が出るということは炎症性サイトカインが誘導されているということです。炎症性サイトカインによって流産の危険性が高まるというのは、医学や獣医学の世界ではよく知られていることです。

妊娠は免疫と深く関連しています。子どもと母親では抗原性が違います。父親の遺伝子も受け継いでいる胎児は、母親にとって「異物」なのです。

ヒトの胎盤は血絨毛性胎盤と呼ばれるもので、母親の血流が子ども由来の胎盤の細胞（合胞体性栄養膜細胞）に直接当たります。母親の血液にはリンパ球が存在しますから、本来であれば、細胞傷害性T細胞によって数分で拒絶されそうなのに、母親は胎児を胎内に保ち続けています。

「異物を排除しないように」と母親の免疫を極限まで下げてしまえば、母親はすぐにさまざまな病気に襲われて死んでしまいます。しかし、そうならないように、母親は免疫のバランスを巧妙にとって、胎児を受け入れて育んでいるのです。サイトカインのバランスが崩れると流産することは人でも動物でもよく知られていることです（Ref.60,61）。実際にサルにおける実験においては、妊娠したサルにインターフェロンβ（ウイルス増殖を抑制するサイトカイン）を大量に投与すると流産することが報告されています。

ウイルス感染症で流産することがありますが、胎児や胎盤にウイルスが感染して流産しているわけではありません。そういう例があるかもしれませんが、ごくわずかでしょう。むしろ流産は、サイトカインのバランスの破綻によるものなのです。妊娠期に免疫のバランスを巧妙にとっている体内に、免疫を強力に動かすｍＲＮＡワクチンを接種することが安全であるという保証はありません。

もちろん、ワクチンを接種しても流産しない人がほとんどだと思いますが、少なからず流産の可能性はあるはずです。妊娠初期はなおさらです。しかし、それは統計では表れないでしょう。なぜかというと妊娠そのものが免疫学的にはトリッキーな現象であって人の自然流産率はとても高いからです（Ref.62）。

もし、ワクチン接種が原因で１００人に１人が流産したとしても、統計学的には有意な差にはなりません。たとえ１パーセントの妊婦がワクチンで流産しても、自然流産の正常範囲内なのです。少なくとも安定期に入るまでは慎重になるべきです。

妊娠後期でもワクチンの危険性は拭えない

人の胎盤の構造上、血中にワクチンの粒子が流れているのだとすれば、これは必ず胎盤の細胞にも入り込むはずです。母親と胎内の子どもはエクソソームという脂質ナノ粒子で交信しています（Ref.63）。エクソソームは、脂質の膜に包まれた今回のmRNAワクチンとほぼ同じ構造をしていますから、血中に流れたワクチンLNP粒子は必ず子どもにも取り込まれるはずです。

そのことを問題視するのか、それともさほど大きな問題ではないのか。現時点では私にはわかりません。しかし、ワクチンのmRNAを含んだLNP粒子が胎盤に取り込まれることは確実だと思っています。その時には胎盤の細胞の中でスパイクタンパク質が合成されることになるでしょう。それが胎盤にどういう影響を与えるのかがわかりません。

胎盤の母体側にスパイクタンパク質ができたとすると、免疫が胎盤を攻撃するようになるかもしれません。胎内の子どもにスパイクタンパク質が流れる可能性はないのか、スパイクタンパク質が流れたときには胎児にも影響があるのではないか

――他にも心配するところはありますが、これに関してもデータがないため、私からは「わからない」としか言えません。

出産直前であってもワクチンが安全かどうか私にはわかりません。免疫というものはすべての病原体に対応できるのですが、それと同時に自分自身のことも攻撃する場合があります。そのため子どもが生まれる直前には、子ども自身を攻撃するリンパ球は排除されることになります。どうやって排除するのかというと、胸腺という臓器で、自分を攻撃するTリンパ球を、胎児が生まれる前に、自殺に導くのです。アポトーシスという現象で、これを「胸腺教育」と呼んでいます。

そうやって自分を攻撃するリンパ球を排除する胸腺教育の時期に、もしもスパイクタンパク質が胎児に流れてきたらどういうことになるでしょう。もしかすると、スパイクタンパク質を攻撃するリンパ球は、自分を攻撃するリンパ球として自殺するかもしれません。もしそのようなことが起これば、一見すると正常に生まれても、その子どもはスパイクタンパク質を異物と見なさなくなってしまいます。

「母体からは抗体も移行してくるから大丈夫」と言うかもしれませんが、移行した抗体は半年もすれば消えてしまいます。

出生直前の胸腺教育によってスパイクタンパク質を異物と見なさないようなことになれば、その子どもは、新型コロナウイルスに対して一生弱いままとなってしまいます。

「安全」の理由がわからない

一つ注意してもらいたいことは、妊婦・出産に関するくだりは、私が何か証拠をもってこうしたことを言っているわけではないということです。あくまでも私の推測です。

しかし、これまで研究者としてウイルス学や免疫学、生殖学を研究してきた経験や知識と照らし合わせたときに、論理的には十分にあり得ることです。そして私自身が「出産前のワクチン接種の危険性はある」と思っているのだから、それを「ない」とは言えません。

本当に危険性はあるのか、それともワクチン推進派が言うように「ワクチンのリスクはきわめて低い」のか。そこがわからないから困っているのです。

ワクチンが胎盤に取り込まれて、その後に胎盤が免疫によって攻撃されても早産や流産につながることは本当にないのか。スパイクタンパク質が胎児に悪影響を与えないのか。専門家の私が納得できる答えがないのです。

それでも、「そんな危険はない」と言うのであれば、その検査データは出せるはずです。100頭ぐらいのサルを使って3年ぐらいかけて実験すれば、できることでしょう。それもしないまま、ワクチン推進派は「安全だ」と言い切る。ワクチンを製造している会社でさえ、安全とは言い切っていないにもかかわらずです。

コロナ騒動は医療利権と政治が招いた災禍

少なくとも子どもへのワクチン接種は、いったん中止すべきだと考えます。心筋炎などの被害がわかっていながら続けるのは人道的にもおかしな話で、さまざまなデータが出揃うまで、いったん立ち止まってもらいたいのです。

現段階においてこのワクチンはわからないことだらけです。

しかも、子どもにとって新型コロナウイルスは「ワクチンのリスクを背負ってでも防がなければならない」というほどのたいそうな感染症ではありません。子どもも妊婦もワクチン接種をやめたところで、大した問題は起こりようがないのです。

今回のコロナ騒動は医療利権と政治が招いた災禍であり、これを二度と繰り返してはいけません。こんなめちゃくちゃなことが許されてよいわけがないのです。

大学や国立機関は国から圧力をかけられて声を上げられません。忖度《そんたく》している人たちに判断を任せていたのでは、ブレーキをかけられるわけがありません。

国はワクチン接種を推進する側ですから、何か害があっても全部否定するだけでしょう。医薬品を認可するのは厚労省で、薬害が起こったときに責任を負うのも厚労省です。だから厚労省も何か問題が発生した場合には、当然のように隠し立てをするに決まっています。

このでたらめな新型コロナの騒動を止められるのは、国の圧力から切り離された民間の機関でしかありません。国や製薬会社からお金をもらっては言うべきことも言えません。クラウドファンディングか有志の寄付か、そのようにして集めた浄財でワクチンの安全性を研究する中立公正な機関をつくってブレーキをかけるしかないのでしょう。

第六章　私が声を上げ続ける理由

ウイルス学と免疫学の道に進んだいきさつ

小学校高学年の頃、私の夢は農業の指導者になることでした。当時は「人口増加によって、将来は食糧不足になる」「氷河期が来る」などと盛んに言われていて、それを解決したいと思っていたのです。それは高校生になっても変わることはありませんでした。

高校の進路相談で「農学部へ行きたい」と言うと、先生から「なぜ医学部じゃないんだ」と驚かれました。医学部受験者が多い進学校だったので農学部の志望はとても珍しかったからです。しかし、私は医学にさして魅力を感じませんでした。

中学・高校時代の友人のお父様が肺移植を研究していた医師で、その人は延命を最優先としていた当時の医療に疑問をもっておられました。彼は臓器売買などの裏事情や高齢者と医療費の社会問題などいろいろな話をしてくださり、私は強く影響を受けたのです。今でも科学を医学に応用する際は、さまざまな影響を考えて慎重に進めるべきだと思っています。

結局、私はその頃の夢とは違う獣医学の道に思いがけず進むことになります。私が進学した東京大学では、入学時ではなく2年生の秋に学部・学科を選択する進学振り分け制度があります。私は植物の形態形成（植物の形がどうやって決まるか）を解明して、将来的には穀物や野菜の改良に活かせるような研究をしたいと思っていました。分子レベルで植物の形態形成を追究してみたかったのです。

それで当時、遺伝子工学が一番進んでいた農芸化学科を進学振り分けで志望したのですが、その年はとても人気が高く第二志望の畜産獣医学科に進学することになりました。半ば挫折ではあったものの、人生の転機はその後何度も訪れました。

畜産獣医学科に進学する前の学部2年生の後期には、ウイルス学の本を輪読する川喜田正夫先生（当時助教授）の開講するゼミに入りました。そうして勉強するうちに、今度は免疫学に興味をもつようになりました。免疫学に取り憑かれてしまった私は医学部の免疫学の授業に潜り込み、毎回、講義に来る先生（免疫学はさまざまな先生が持ち回りで授業をされていたのです）に積極的に質問していました。そんな私を見て、山内一也先生（当時東京大学医科学研究所教授、現東京大学名誉教授）は研究室の見学許可もくださいました。3年生の時には、東京大学医科学研究所獣医学研究部の速水正憲先生（当時助教授）の下で研究を開始することになります。そこでは成人T細胞白血病ウイルス1型（HTLV－1）の組換え生ワクチン（天然痘の弱毒生ワクチンにHTLV－1の遺伝子を組み込み、HTLV－1のタンパク質を体内でつくらせるもの）のワクチン効果の検定を、動物を使って実験していました。

その研究成果は1989年に論文になり、私の名前も連ねてもらいました（Ref. 64）。それが私の論文デビューになります。今思えば、大変ラッキーなことで、人のワクチンについて最先端の研究の一翼を担っていたのです。

獣医の「教育・研究改革」を担った教授との出会い

学部4年生の冬に、北海道大学から見《み》上《かみ》彪《たけし》教授が赴任されました。東京大学では他大学出身の先生が教授になることは異例のことでした。東京大学畜産獣医学科の発展を狙って、同学科の有力な先生が見上先生を東大に引っ張ってきたのです。その先生は、東大（とくに獣医微生物学）を日本のトップレベルにしないと獣医の教育と研究の改革はできないという考えで、見上先生を引き抜いたのでした。見上先生と意気投合した私は、先生の下で獣医微生物学教室の教室員として研究に明け暮れる日々を送りました。

東大着任時の見上先生の方針は、「学生たちをどんどん外の大学や国立研究機関へ出して、最先端の研究手法を学ばせる」でした。学外で研究技術を学び、東大に戻ったら各々が学んできた技術を持ち寄り、統合させました。2〜3年もするうちに東大の獣医微生物学教室は世界トップクラスにまでなりました。

私はそこで多くの論文を書き、大学院博士課程の3年目には、東大で初の飛び級（修業年限の短縮）での卒業となりました。

海外デビューは博士課程1年生の時で、ベルリンの国際会議場での口頭発表でした。数千人入る会場だったのでとても緊張した記憶があります。博士課程2年生の時には、カリフォルニア大学で開かれた学会に単身で参加し、コロラド州立大学でセミナーを行いました。当時、日本からの参加者は私だけでした。博士課程3年生の時に国際会議に参加した際には、「お前はアジアのスターだ」と言われました。

なぜそんな「賛辞」を受けたかと言えば、当時、アジアの獣医ウイルス学は世界的に研究レベルが低いとみられていたのです。それが急に、アジアから世界トップクラスの論文が出てくるようになり、世界の研究者たちが驚いたというわけです。

渡り歩きの研究人生

東大を卒業した後、1994年から1996年までは日本学術振興会海外特別研究員となり、英国グラスゴー大学獣医学部でDNAワクチンの研究を行いました。免疫不全ウイルスのDNAワクチン開発にネコの実験モデルで成功しました(Ref.65)。その後は東大に戻り、見上教授の下で助手(現在の助教)を務めました。見上先生が1998年に定年で退官された後、1999年から2001年まではロンドン大学(ユニバーシティ・カレッジ・ロンドン)に文部省(当時)の在外研究員制度(ロンドン大学での身分は名誉研究員)で留学することになりました。ロンドン大学では、ブタの内在性レトロウイルスの研究をしました。当時は、遺伝子改変技術によってブタの臓器をヒトに移植できるようになりつつあった時期で、ブタがもつ内在性レトロウイルスが問題になっていたのです。

ロンドン大学から新天地を目指し、大阪大学微生物病研究所エマージング感染症研究センターに助手として移りました。そこではC型肝炎ウイルスの研究とブタ内在性レトロウイルス、ネコのレトロウイルスの研究に従事しました。大阪大学時代には、下島昌幸君（当時東京大学博士課程学生、現国立感染症研究所室長）と一緒にネコ免疫不全ウイルスの感染受容体を同定し、『Science』誌に発表することができました（Ref.66）。

その後、2003年に帯広畜産大学畜産学部獣医学科の公衆衛生学教室の助教授に就任しました。さらに、2005年には、京都大学ウイルス研究所新興ウイルス感染症研究センター病態解明チームの助教授（チーム長）となりました。

帯広畜産大学では、さまざまな教育経験をしました。獣医微生物学や獣医公衆衛生学のみならず、食品衛生学も教えていました。実習と授業の負担が重く自分の研究をする時間はあまりなかったのですが、とてもよい経験だったと思います。帯広畜産大学は、実際の畜産に役に立たなければ意味がないというスタンスでした。基礎研究の研究者としては反発したくなる話ですが、私はこのことは重要だと気がつきました。研究成果は社会に還元すべきであるということを帯広畜産大学で学んだのです。

京都大学に赴任してからは、ワクチンや新規医療技術（異種間臓器移植、再生医療）の安全性の問題や殺人事件の裁判の科学鑑定にも積極的に関わりました。また、診断試薬のウイルスRNAのコンタミネーションの問題も扱いました。その一方で、さまざまなウイルス感染症やウイルスによる哺乳類の進化も研究していました。基礎研究だけをしていればもっと業績を上げられたと思うのですが、社会還元を目指して社会的な問題を扱うことも目標としていました。

予測ウイルス学の重要性

私が新型コロナウイルスについて解説すると、「獣医師なのになぜ」と言う人がいます。しかし、新興ウイルスを研究しているのは主に獣医師なのです。その理由は、新興ウイルスのほぼすべてが動物からやって来るものだからです。エボラウイルスやSARSコロナウイルスなどもリスクを承知で現場に赴き、積極的に研究してきたのは獣医師です。

いろいろな動物がいろいろなウイルスをもっていて、毎年のように新興ウイルス感染症は発生しています。今回のコロナ禍では、「突如として恐ろしいウイルスが出現した」と思っている人も多いでしょう。しかし、新型コロナウイルスに限らず新興ウイルス感染症は、毎年数個は出現しているのです。それがグローバルな問題になるか一部の地域に限られた問題になるかというだけの違いで、今回は久しぶりにグローバルな問題、いわゆるパンデミックに発展したということです。

新興ウイルス感染症が新たに発生する要因としては、交通の発達、都市化や戦争などがあげられます。新興ウイルスは野生動物から来るものが多いので、都市化に伴う自然破壊によって野生動物が人間に近づく、あるいは人間が野生動物を食べるといったことをきっかけに新たなウイルスが人間に感染します。

また、人口が増えて人々の移動や都市化が進むと、それまでは未開の地だけで完結していたかもしれない新興ウイルス感染症が、都市部にまで広がるといったことも起こり得ます。

今回のパンデミックで不運だったことは、中国で発生した新興ウイルスが武漢市という大都市に広がったことです。別の地域で発生したものが武漢市へ到達したと主張する人もいるようですが、ともかく武漢市で感染は拡大しました。さらにそこから春節（中国圏における旧暦の正月）になって世界中にウイルスが拡散することになりました。

2003年頃には新興ウイルス感染症のSARSが発生しました。日本では大きな騒ぎにならなかったものの、世界的にSARSは大変な話題になりました。

それを受けて、今後、新興ウイルス感染症にどのように対峙していくべきかについて日本ウイルス学会で話し合いの場（シンポジウム）がもたれました。当時のウイルス学会の重鎮、日沼頼夫《ひぬまよりお》先生はレトロウイルスの権威で獣医学に対しても理解がありました。日沼先生が書かれた『日本ウイルス学会50年の歩み』という私記でも、日本ウイルス学会は医学だけの会ではないとしています（Ref.67）。

その私記の中で日沼先生は「これから起こるであろう病気を予測し、ウイルスを探し、それに対する方法を研究すべきだ」と述べられていました。ウイルスというのはどこからやって来るのかわからないものだから、動向を先回りするためには動物のウイルスを研究しなければならない——。日沼先生はこれを「予測ウイルス学」と命名されました。日沼先生は2003年の段階でこのように提言されていたのです。この私記を読んで、私は我が意を得た思いがしました。今でも重要な考えだと思います。ところが、世の中は日沼先生の提言とは真逆の方向へ進んでしまいました。

新興ウイルスの発生は予測できるのか？

新興ウイルスの発生を予測できるのかというと、ある程度、予測可能な部分はあります。

たとえば、はしか（麻疹）のウイルスは、牛疫《ぎゅうえき》ウイルス、あるいはそれに近いウイルスが変異したものです。その起源については11世紀だとか、13世紀だとか諸説あるのですが、とにかく過去にウシ科動物のモルビリウイルスが変異した結果、麻疹ウイルスになったと考えられています（Ref.68）。

はしかのウイルスは今もまだ流行っているのですが、そのもとになった牛疫ウイルスはワクチンによって地球上から根絶されました。これまでに根絶されたウイルスは、天然痘ウイルスと牛疫ウイルスの2つだけです。

将来的に世界的なワクチンプログラムが進めば、はしかもなくなる可能性がないとは言い切れません。ただし、根絶するためには莫大なコストと手間がかかります。全人類にワクチンを接種すればよいと思われるかもしれませんが、発展途上国の人たちも含めて全員に接種するのはなかなか難しいことです。

仮にそれができたとしても、次に何が起こるかというと、また別のウイルスが流行するのです。実際に、同じモルビリウイルス属のイヌジステンパーウイルスがやって来ることが想定されています。なぜそれがわかるのかというと、このウイルスがすでにサルにまで感染するように変異しているからです。

最初は食肉目《しょくにくもく》のアザラシなどの動物が感染していたのですが、ウイルスがどんどん変異してサルにまで感染するようになりました。中国でサルがバタバタと死んで、その後、日本でも輸入したサルがバタバタと死にました。それを調べてみたら、イヌジステンパーウイルスが原因だったことがわかったのです。さらに詳しく調べると、ウイルスの遺伝子にわずかな変異が入ってサルだけではなく人にも感染するようになったこと（正確にはヒト細胞に試験管内で感染すること）がわかりました（Ref.69）。

幸いなことに、まだ人間への感染事例は報告されていません。なぜイヌジステンパーウイルスが人で広がらないのかというと、人の体内で効率よく増えるには、さらなる変異が必要なのかもしれませんが、別の理由も考えられます。というのは、人間の多くがすでにはしかのワクチンを接種しているからです。はしかに対する免疫が、イヌジステンパーウイルスにも効く（交差免疫）と考えられています。

しかし、今後、はしかがなくなり、それから20～30年が経過してはしかのワクチンも接種しなくなったときには、このイヌジステンパーウイルスが感染拡大することが予想されます。

これに対してどんな対処ができるのかというと、野生動物を含めてイヌジステンパーウイルスのコントロールをしなければなりません。それを実行するには政治主導による施策も必要になるでしょう。

こういった予測はある程度できるし、備えることも可能です。

他には、ネコのパルボウイルス（ネコ汎白血球減少症ウイルス）というものがあります。ネコを飼っている人ならご存じかもしれません。中国では、このウイルスによっても大量のサルが死んだという報告があります（Ref.70）。私はこれを研究したいと思ったのですが、サンプルが中国の軍の施設にしかなくて手に入りませんでした。その後どうなったのかは、続報がないのでわかりません。

パルボウイルスは熱に強い性質（室温でも長期間安定）があるため、ひとたび発生すれば多くの人が感染してしまうかもしれません。恐ろしい話ですが、そのような予測もできるのです。

非病原性ウイルスの研究は国からお金が出ない

このように、ほとんどの新興ウイルス感染症は動物からやって来るわけですが、もともとそのウイルスをもっている動物にとっては非病原性で、感染しても無症状です。今も多くの人々が苦しめられているヒト免疫不全ウイルス（HIV）ですが、もともとHIVのもとになるウイルスをもっていたサルが病気を起こすことはありません。たとえばアフリカミドリザルの免疫不全ウイルス（SIV）は、HIVに遺伝的に似ていますが、アフリカミドリザルには何も病気を起こしません。

免疫不全ウイルスはサル（SIV）でも人（HIV）でも同じように免疫の司令塔であるリンパ球の一種、CD4陽性T細胞（ヘルパーT細胞）に感染します。HIVがCD4陽性T細胞を殺すために、人では後天性免疫不全症候群（エイズ）が起こるわけですが、SIVは試験管内でHIVと同様の現象が見られても、自然宿主のサルには病気を引き起こさないのです。アフリカミドリザル以外の他のサルのSIVも同様で、SIVは自然宿主のサルになんの病気も起こしません。さまざまなサルがSIVをもっていますが、発生当初（サルにとって新興ウイルスだった時）は病原性はあったのかもしれませんが、今は非病原性なのです。

SIVもおそらく長い時間をかけて無毒化したのでしょう。だからいずれは人の

ＨＩＶも病気を起こさなくなるのかもしれません。

ＳＡＲＳコロナウイルスやＭＥＲＳコロナウイルスは、どちらもコウモリ由来のものですが、やはり、どちらもコウモリには病気を引き起こしません。ひょっとするとコウモリにとっては体によい働きをしているのかもしれません。

ＳＡＲＳコロナウイルスはコウモリからハクビシン、ＭＥＲＳコロナウイルスはコウモリからヒトコブラクダを介したと考えられていますが、感染したところでヒトコブラクダは死ぬわけではありません。しかし、これが人間に感染した途端、大変なことになったのです。

それゆえに、新興ウイルス感染症の研究をするためには、非病原性ウイルスも研究しなければなりません。非病原性ウイルスは動物がもっているものですから、必然的に獣医師が研究することになります。

しかし、非病原性ウイルスの研究をするといって文部科学省や厚生労働省の科学研究費に応募しても、研究費は１円も下りないでしょう。たとえば、新型コロナウイルスに似たコロナウイルスがウシにもあるかもしれない。少なくともコウモリにはいるだろう。その他の野生動物やイヌ、ネコにもいるかもしれない——。そういった研究費はいっさい出ないというのが日本のウイルス研究の現状なのです。

「選択と集中」が日本の感染症研究を貧弱にした

日本においては「選択と集中」ということが言われており、とにかく「今」問題になっていることにはポンと研究費がつきます。その一方で、現時点で問題になっていないことに関する研究は切り捨てられてきました。

東大であれば、以前は一つの研究室あたり国から数百万円の研究費がもらえましたが、今はもっと減っているはずです。最近では地方の国立大学だと年間で10万円単位の研究費しか下りませんし、ゼロ同然のところもあります。

当たり前の話ですが、研究者は活動経費がないと研究ができません。大学から出る人件費を別として、どれくらいの研究費がかかるかというと、私の研究分野では大学院生も含めた研究員一人あたり年間で100万円。できれば200万円くらいは欲しいところです。

大学院生に研究をさせ、博士号を取得させるためには、海外へ行って学会発表したり、海外でサンプルを採取してくるなどの経験を積ませる必要もあります。ですから、やはり年間100万円以上かかるのです。学生が10名、教員が2名いれば年間1500万〜2000万円程度ないと満足できる研究と教育はできません。

しかし、大学から大学院生に出るお金は年間で数万円から十数万円です。それで何ができるのか、という話です。とくに2000年代に入ってからは、どんどん金額が減らされています。だから、国からのお金に頼っている限りは地に足がついた研究などできるはずがありません。

今でも若い博士研究員たちは、ものすごく勉強しています。土日も関係なく、寝る間も惜しんで深夜まで研究をして、それでポスドク（大学院ドクターコース修了後に就く期限付きの研究職）になったとしても、年俸は350万とか400万円程度です。しかも、期限付きだから数年後には解雇されてしまいます。

そういったことがわかりきっているので、そもそも優秀な学生はなかなか大学院生にはなりません。日本は〝お先真っ暗〟の状態ですから、優秀な研究者はアメリカやヨーロッパ、中国へ行くことになります。どんなに優秀でも、身分が不安定なこんな世界に好き好んで飛び込もうという人間は、どれほどいるでしょうか。

日本の研究を衰退させないためには、国がそういうところをしっかりと手当てすべきなのですが、実際には若手をいじめ、中堅クラスもいじめるようなことばかりです。それでいて、外国人留学生にはしっかりお金を出すのですから、どう考えてもおかしな話です。

残り10年、好きな研究に専念するつもりが……

私は55歳の時に、それまでやってきた社会に直接関わるようなことを「もう十分にやった」と思い、やめる決意をしました。社会的ニーズがある問題はもちろん重要なことだし、やり尽くしたわけではないけれど、はっきり言うと〝戦い〟に疲れたのです。

FDA（米国食品医薬品局）や大手の製薬会社や試薬会社とも戦ってきました。DNA鑑定にあたった今市事件（栃木小1女子殺害事件）では最高裁で敗訴しました。弁護側の鑑定で検察側の主張はことごとく退けたのですが、結局、容疑者の自白が新しい証拠とされ、終身刑になったのです。私は全身の力が抜ける思いでした。

そうやって長い間、社会との関わりを重視して研究を続けてきた結果、精神的にきつくなりました。世の中の理不尽さを身に染みて感じ、「今後10年間は自分のやりたい研究をやる」と宣言したのが55歳の時です。2019年、ちょうど新型コロナウイルスが出てくる直前でした。

私が一番やりたかったのは、ウイルスによる動物の共進化の研究です。「動物はウイルスによって進化してきたのだ」と気づいたのは東大で学部学生だった時ですが、今までそれをメインに研究することはできなかったのです。

私の決意を聞いた京大の研究室の学生たちは喜びました。ウイルスによる動物の進化を本格的に研究する研究室は日本全国を見ても私の所しかなかったので、わざわざ私のもとへ来たという学生が多かったのです。私がウイルス共進化に専念すると言えば当然、学生たちは喜ぶわけです。

こうしたテーマで研究費を取得できる見込みはほとんどありませんでしたが、国からは取れなくても、寄付金を募ればなんとかなるかもしれない。そうして残り10年程度の研究者人生をウイルスによる共進化の研究に捧げよう――。そのように考えていました。

コロナ騒動で奔走

そんなところに、新型コロナ騒動が勃発しました。最初は「そのうち真実が広まって、すぐに騒ぎは収まるだろう」と放っておいたのですが、政府の施策や世の中の議論がどんどんおかしな方向へと突き進んでいきました。

当然ウイルスの専門家が軌道修正するだろうとも思ったのですが、誰もそれをしないのです。それで、「このままでは日本がダメになってしまう」と思い、同じ京都大学の藤井聡先生（工学部教授）と連携して新型コロナの問題に取り組むことにしました。

それまでテレビの出演は極力断っていたのですが、テレビでもなんでも呼ばれたら出て行って、おかしな方向へと進んでいる世の中の流れを1週間で絶対に止めてやる。それを1週間だけ頑張ったら研究に戻る——。最初は本当にそう思っていたのです。

ところが1週間頑張ってダメ。2週間、3週間、頑張ってもダメ。秘書や学生たちは「先生、もうやめてください」「早く研究に戻ってください」と、文句を言う。それでも「あと1カ月待ってくれ」「もう1カ月だけ待ってくれ」と言い続けてきた延長線上に、今の私がいます。

今年（2023年）の春にコロナ騒動が終わったとしても、失われたこの3年間を挽回するためには数年以上かかってしまうかもしれません。コロナ騒動に関わったことで失ったものは、実はものすごく大きいのです。

私は今まで研究をしていて「宮沢のやっていることは全然わからない」と言われることもありました。それはそうかもしれません。組み立て途中のジグソーパズルを見ても、他の人には何ができあがるのかはわからない。それと同じことです。

それでも私の頭の中ではゴールが見えていました。そして、残りの研究人生でそのジグソーパズルを完成させて研究者人生を終えたい思いでした。

しかし、その前に立ちはだかったのがコロナ禍、いやコロナ騒動なのです。

若い研究者に道筋をつけてあげたい

ここ何年もの間、国から大学へと入ってくる基盤研究費は減る一方です。国の財政が厳しくなっていき、若い人の雇用は不安定になっています。年老いても教授たちは解雇されるようなことはなく、先述したように、若い研究者が真っ先に身分不安定になるのです。これでは人材は育ちません。今回のコロナ騒動が終わったら、さらに基盤研究費が減らされることになるでしょう。研究の場で若い芽を摘んだら日本は終わってしまいます。

このコロナ騒動を早く終わらせようとして必死に戦っていたのは、そのためもあります。

私は覚悟をもって声を上げています。私のこの活動を売名行為だと批判する人がいることはわかっています。事情を知らない人から見たら仕方がないのかもしれません。「宮沢、もっと頑張れ」と叱咤《しった》激励を受けることもあります。「宮沢さん、もうがいいですよ、自分の研究に戻ってください」とも言われます。「自分一人の夢を追いかけることと、日本人と日本を守ることのどちらが大事なのか」――私はいつもそう自問自答しています。しかし、やはり、このコロナ騒動を早く終わらせることが最重要課題だと思うのです。コロナ対策の現状がいかに誤っているかを科学的な見地から指摘できる人がいないと、この騒動は長引くだけなのです。

皆さん、一緒にこのコロナ騒動を一刻も早く終わらせませんか？　私もそれを強く望んでいます。

第七章　ウイルス学者を悩ませた16の質問

この章では、講演会などでよく質問されるものについて、私の見解を記しておきます。いまだ見解が定まらないものもあります。現時点（2023年1月）での個人的見解として参考程度にしていただけたらよいと思います。

Q.1　新型コロナウイルスは存在しないのではないでしょうか？

A.1　存在します（確度は100パーセント）

新型コロナウイルスは間違いなく存在します。存在しないと主張している人がネット上に見受けられますが、講演会でもこの質問をされる方がとても多いので、大変驚きます。誰かが行政に「新型コロナウイルス（SARS－CoV－2）が存在することを証明する文書（論文）があるのか」と質問して、行政が「そのようなものはない」と答えたことが発端のようです。

また、一部の研究者（国内外）が、新型コロナウイルスは存在しないと主張した動画がネットで出回って、信じるようになった人が出てきたのだと思います。私も動画を拝見したのですが、あまりに荒唐無稽なものでした。しかし、知識のない人がそのような動画を見て信じてしまっても致し方ないと思いました。ただ、そのように言っている人たちのなかにウイルスの専門家はいたでしょうか？　さすがにいなかったと思います。

なぜ「存在を証明する文書がない」と行政が答えたのか、その理由は私もよくわかりません。確かに、新型コロナウイルスが存在するということを証明する論文はないのかもしれません。新興ウイルス感染症が発生すると、病原体の同定の競争になり、さらにウイルス分離の競争にもなります。それは、ウイルスを一番先に分離すると検査試薬やワクチンの開発などの特許争いで有利になるからだと思われます。

今回の新型コロナウイルスは、ウイルスを分離することが簡単だったため、世界各地でウイルスがほぼ同時期に分離され、誰が一番先に分離したのかはっきりとしません。日本国内でも新型コロナウイルスは多数分離されていますが、ウイルスを分離したということだけの論文は出されていないと思います。というのは、ウイルスを分離することは容易で、あまりにも当たり前のことなので論文にならないのです。論文は新規性がないと発表できません。その代わり、新型コロナウイルスの遺伝子配列情報はデータベースに多数登録されています。

私たちも新型コロナウイルスを使って実験をしています。細胞で増やした新型コロナウイルスは電子顕微鏡でも観察できます。コロナウイルスの形は特徴的ですので他のウイルスと区別することができます。ウイルスを接種していない細胞にはウイルス粒子は見えないので、細胞にもともとウイルスが存在していたわけでもありません。

Q.2　新型コロナウイルスは分離されていないと聞きましたが本当でしょうか？

A.2　分離の定義にもよりますが、ウイルスは確かに分離されています（確度は100パーセント）

A．1でも述べたようにウイルスの分離は国内外で行われており、「新型コロナウイルスは分離されていないのでは？」と尋ねられても、私はその質問の意味がよく理解できません。

ただ、厳密に言うと、同じ遺伝子配列をもったウイルスだけを取り出すことを「分離」あるいは「単離」と言うこともあります。新型コロナウイルスは人の体内で単一の（同じ遺伝子配列をもった）ウイルスが増えているわけではありません。感染者は少しずつ異なる配列をもったウイルスを体内にもっています。

感染者のサンプル（鼻咽頭拭い液や唾液など）を感受性のある細胞に接種すると、ウイルスが存在すればその細胞は死んだり、変調をきたしたりします。それを細胞変性効果（CPE）と呼びます。CPEの形態はさまざまで、わかりにくいものもあるのですが、新型コロナウイルスの場合は細胞融合を伴う細胞死であり、とても特徴的かつ明瞭で観察しやすいものです。もちろん、新型コロナウイルスの感染者のサンプルには新型コロナウイルス以外に他のウイルスも存在する可能性もあり、分離したウイルスの中に新型コロナウイルス以外のウイルスが混ざっている可能性はあります。しかし、その可能性は、メタゲノム解析という網羅的な遺伝子配列決定方法（サンプル内の核酸［ＤＮＡまたはＲＮＡ］をひとまとめに解読することができる）を使えば、排除できます。

ＣＰＥを呈している細胞に新型コロナウイルス以外のウイルスが存在しないとしても、そこにある新型コロナウイルスは「単一」とは限りません。細かな変異をもった新型コロナウイルスの集団になります。これを単一のウイルスだけにするためには、細胞に1個の感染性ウイルス粒子を感染させて、それを増やしていく作業が必要になります。これにはプラック純化法や限界希釈法などいくつかの方法があります。最近はこの作業をする人が少なくなってきたのですが、できないことはなく、私の研究室でも行っています。

厳密に言うと、そこまで行ってウイルスが正式に分離されたと言えるのです。では、なぜそのようなことが論文になっていないかというと、これも当たり前の作業であって、それで新しい事実がわかったわけではないので論文にならないのです。

Q.3 パパイヤのジュースでも新型コロナウイルスのPCR陽性となったという話がありますが、本当でしょうか？

A.3 本当かもしれませんが、それでPCR法が否定されるものではありません

ＰＣＲ試験では常にエラーが生じるおそれがあります。本当は陰性なのに陽性になることを「偽陽性」と呼びます。逆に本当は陽性なのに陰性になることを「偽陰性」と呼びます。

ＰＣＲを頻繁にしていると、環境中（部屋の中など）にＰＣＲの増幅産物（ＤＮＡ）が長期間漂うことがあります。また、サンプルを分注するために使うピペットマンという器具の内部がＰＣＲの増幅産物（ＤＮＡ）に汚染される場合があります。そして何らかの経路によって、ＰＣＲの増幅産物（ＤＮＡ）がＰＣＲの反応液に紛れ込むことがあります。それをコンタミネーション、略して「コンタミ」と呼んでいます。

ＰＣＲの感度を目いっぱいに上げると、１コピーでも検出できてしまうので、ごくわずかにコンタミしたＤＮＡまでも検出され、偽陽性が出る確率が上がってきます。また、サンプルの取り違えもよくある間違い（事故）になります。

厳密にＰＣＲを行えば、パパイヤのジュースから新型コロナウイルスのＲＮＡが検出されることは決してありません。

Ｑ．４　ワクチン接種者からの「シェディング」で健康被害が起こることはあるのでしょうか？

Ａ．４　従来言われているシェディングはない（１００パーセント否定）接種者からの呼気中の揮発性物質に反応する個人的な健康被害はあり得るが、それが他の人に次々と伝播することはない講演会でよくある質問に「シェディング」があります。質問者の真意を聞くと、新型コロナウイルスのワクチンを接種した人から発せられる〝何かしら悪い物質〟がワクチン非接種者に伝播し、健康被害を及ぼすということのようです。

しかし、ワクチンの分野でいうシェディングは別のことを指しています。

感染の原因となったウイルスの毒性を弱めた生ワクチンを接種したときには、ワクチン由来のウイルスが体内で増殖して増えますから、それが体から出てきて他の個体（動物や人）に感染することがあります。これを「シェディング」と言っています。

たとえば天然痘のワクチンは生ワクチンですから、これを接種した後に他の人へ感染して、何らかの症状を引き起こすことはあり得るでしょう。生ワクチンはそういうことが起こる可能性があります。

しかし、今回の新型コロナウイルスのｍＲＮＡワクチンで同様のことは起こり得ません。現在開発中のｍＲＮＡワクチンの中には自己（自律）増殖性のものもありますが、今回のｍＲＮＡワクチンは自己増殖性ではないので、それを接種した人の体内で増えることはありません。仮に微量のｍＲＮＡワクチンの微粒子が呼気中に混ざって、それを吸い込むことでワクチン非接種者に取り込まれることはあるかもしれませんが、吸い込んだ人の体内のごくわずかな細胞でスパイクタンパク質が合成されるだけであって、それで被害が生じるとは考えにくいです。

ですので、やはり今回のｍＲＮＡワクチンで従来言われるようなシェディング（増殖性の生ワクチンの非接種者への感染）に似た現象による健康被害はないと考えられます。

ｍＲＮＡワクチンが血液に流れて肺の細胞に入れば、そこでスパイクタンパク質が合成されます。また、スパイクタンパク質が肺の血管外に出て行けば、呼気中にわずかにスパイクタンパク質が出てくる可能性はあります。さらに細胞から分泌される細胞外小胞（エクソソーム）を介しても、スパイクタンパク質が呼気中に出てくる可能性は論理的にあり得ます。しかし、たとえあったとしても、あまりにも微量であるため、それによって健康被害を起こすとは考えにくいのです。

仮にそのような機序で健康被害が出るとしたら、ワクチンを接種した本人には激烈な副反応（健康被害）が起こると思います。

ワクチンを接種したことによって細胞環境が変わり、細胞から産生されるエクソソーム中に含まれるマイクロRNAが問題を起こす可能性も議論されています。大変面白い仮説ですが、現実的にはないと思います。ごく微量のマイクロRNAを吸い込むことで生体に影響（生理学的反応）を及ぼすということは考えにくいです。

仮にその説が正しいとすれば、すべての動物はエクソソームを呼気から出していることになります。エクソソーム自体に種特異性はないと思われるので、すべての動物がエクソソームを介して影響し合うことになります。呼気中のエクソソームによる健康被害が「ない」とは断言できませんが、あったら驚愕するレベルです。

他の呼吸器感染症のウイルス、たとえばRSウイルスに感染している人が新型コロナウイルスのワクチンを接種したときに、そのRSウイルスにコロナウイルスのスパイクタンパク質が乗って、体外に出てくるということも論理的にはあり得ます。実際に起こるかどうかはわかりませんが、もしそうなった場合、スパイクタンパク質を介することで、普通ならRSウイルスが感染しない細胞にウイルスが感染するようになる可能性もあります。しかし、きわめてわずかな割合になると思いますし、たとえそうだったとしても、感染細胞にはスパイクタンパク質の設計図であるmRNAは入りません。したがって、感染細胞でスパイクタンパク質が合成されることはなく、RSウイルスが新たに飛び出るときにはスパイクタンパク質は乗りません。この可能性も問題にはならないと思います。

連続伝播を訴える人もいるが……

シェディング被害に遭ったという人は「ワクチンを接種した人に近づくと湿疹ができる」とか「体調が悪くなる」と訴えてきます。私もそういう話を聞くと、研究者としていろいろな可能性を探ります。あるとすれば、ワクチン接種者の代謝が変わり、普段とは異なる揮発性の物質が呼気中から出てくるという可能性です。一部の人は、その呼気中の揮発性物質にアレルギー反応を示している可能性はあります。だとすれば、その呼気を発している人から離れれば症状は改善されるはずです。

ワクチンを接種した人に近づいて調子が悪くなった人がいて、その調子が悪くなった人に近づいたらその人も調子が悪くなったという、シェディングの連続伝播を訴える人もいらっしゃいます。しかし、そのようなことがあったとしたら、もはや科学的に調べることは不可能だと私は思います。

科学的に検証するためには対照群（この場合、ワクチン非接種者）を置かなければなりません。ワクチン非接種者がシェディング被害に遭い、その人に接触した人までシェディング被害が及ぶとしたら、対照群の設定が困難になります。検証実験を成立させるためには、ワクチンを接種した後、誰とも接していない人を探さなければならないからです。

「ワクチンを接種した人はそのにおいでわかる」と主張する人もかなりいます。ワクチン接種者からは「柔軟剤のようなにおい」がすると言う人が多いようです。柔軟剤のにおいが苦手な方はいらっしゃいますが、柔軟剤のようなにおいがしたときに、それがシェディングによるものなのか、その人が着ている服の柔軟剤によるものなのかをまず区別する必要があります。

また、においが明確にわかるのであれば（つまり嗅ぎわけることができるのであれば)、簡単にシェディング現象の有無を実証できると思います。嗅ぎわけられる人と嗅ぎわけられない人を10人くらいずつ、ワクチンを接種した人10人、ワクチンを接種していない人10人を集めて、本当にワクチン接種者を正確に嗅ぎわけられるかどうかを二重盲検試験で行えば、そのような現象が本当に起きているのかどうかわかると思います。この試験には特殊な分析機械は不要ですし、お金もさほどかかりません。それで確固たるデータが出たら、呼気に何かがある証拠になります。あとはガスクロマトグラフィー(機器による気体の分析手法のひとつ)などにかければ解析できるはずです。

世の中にはシェディングに関する書籍まで発行されていて、そうしたものからいろいろな知識を得た人があれこれ私に質問してきます。こうした時に大変残念なことは、そういったシェディング被害を訴える人たちが、あり得ない仮説を強行に主張してくることです。そのようなことをすると、いわゆる「シェディング被害自体が最初から怪しいもの」と思われてしまいます。自分の体に起こったことを話すのはよいのですが、科学的根拠に乏しい仮説を提唱することはやめるべきです。

Q.5　mRNAワクチンを接種したのですが、デトックスの方法を教えてください

A.5　私はデトックスという用語そのものが不適切だと思います

「ワクチンをデトックスする」ということを言う人もいます。ワクチンを接種してから1カ月くらい後になって体に不調が出たから、いろいろな方法でワクチンを解毒（デトックス）したいと言うのですが、これは理屈に合いません。

解毒と言うからには前提として何か毒性があることになります。LNP（脂質ナノ粒子）は、確かに細胞を傷害しますので毒素と捉えられるのかもしれません。仮にそうであっても、1カ月後にはLNPは体内からはほとんどなくなっているはずです。細胞に取り込まれているLNP成分が1カ月後も細胞内にとどまることは考えにくいです。細胞内では物質のターンオーバーがあるので、1カ月もすれば無視できるレベルになっているはずです。

仮にワクチンに毒素のようなものが含まれていたとしたら、血中濃度が一番高い接種直後か、それに近い数日で被害が出ると私は思います。

シュードウリジン化したmRNA自体がごく一部、体内に長く残るというのはあり得ますが、それをデトックスするというのも、用語の使い方を間違えていると思います。

残留するスパイクタンパク質の可能性もありますが、1カ月も経てば血中濃度はほとんどゼロのはずです。もちろん、わずかに残っている可能性はありますが、ワクチン接種後数日に比べると格段に少なくなっているはずです。

私はワクチンによって起こる長期的な障害は、毒素ではなくて、免疫学的なものであると思っています。いわゆる毒素とは違うものなのですから、ワクチン副作用や後遺症に関連して、デトックスという言葉は使わないほうがよいと思います。

確かに、ワクチンによるいろいろな不具合の報告が出てきています。しかし、何かしらの確かな根拠がない限りは、デトックスという用語は受け入れられないと思います。

逆にデトックスと称して、高額の健康食品やサプリメントを推奨したり販売したりしている人が出てくることを、私は危惧しています。推奨や販売している人はよかれと思ってやっているのかもしれませんが、「デトックス」という用語を使うことが逆に専門家に不信感を与えてしまっています。

Q.6　mRNAワクチンに淡水ヒドラ（もしくは淡水ヒドラに似た生き物）が混入しているという話を聞きましたが本当でしょうか？

A.6　ないと思います（99パーセント以上否定）

まず、たとえ混入したとしても凍結融解でその生命体は死んでいるはずです。また、ヒドラ程度の大きさであれば、細い注射針は通らないはずです。ただし、その生き物が毒素を産生するものであれば、その毒素がワクチンに混入する可能性はあり得ます。

製造工程でなんらかの異物が偶発的に混入することはあるかもしれませんが、最低限、抜き取りチェックはなされていると思います。もし本当であったとして、どのようにしてそのような生き物が混入したかについてはまったく不明です。

Q.7 mRNAワクチンにはチップや酸化グラフェンが入っていて、ワクチンを接種したら電磁波5GやBluetoothにつながり、行動を制御されると聞いたのですが本当でしょうか?

A.7 ないです(99・999パーセント以上否定)

ワクチンは製造原価が安いです。安価にそのようなことができる技術があれば、とっくの昔に他の平和的な利用がなされているはずです(猫をなつかせるとか、無駄な食欲を抑制したりするなど)。ただし、私の専門外ですので断定はしません。

Q.8　ワクチンを接種したら磁石がくっつくというのは本当でしょうか？

A.8　ないでしょう（99・999パーセント以上否定）

たとえ磁性体が入っていてもくっつくまでには至らないと思います。くっつくのであれば、ワクチンのバイアル（瓶）にも磁石がくっつくことになります。やってみればすぐにわかる話ですが、ワクチンのバイアルに磁石がくっつくという話は聞いたことがありません。

Q.9　新型コロナウイルスは人工物なのでしょうか？

A.9　人工物である可能性は高いと思います（確度は90パーセント）

新型コロナウイルスが「人工ウイルスではないか」ということも当初からよく言われていました。私自身も最初の新型コロナウイルス（武漢型）が出てきた時には、「確かに怪しいな」という気持ちはありました。スパイクタンパク質の遺伝子（アミノ酸）配列の中に、ヒト免疫不全ウイルス（ＨＩＶ）で見られるフリン切断配列が挿入されていたからです。

しかし、自然界でそういう配列をもったウイルスがいて、どこか宿主の体内で組換えを起こして生まれた可能性は否定できないのです。逆に人工のものではないと断言することもできないのですが、それでも自然界で起こり得ることを「人工ウイルス」と決めつけるのはどうかと思いました。

仮に、新型コロナウイルスが某国が一生懸命に研究してつくった生物兵器だったとして、それを拡散させてしまったら、自国を含む全世界に流行してしまうことは止められません。そんなことはしないでしょう。

今回の新型コロナウイルスは〝絶妙な〟ウイルスです。前回流行したＳＡＲＳコロナウイルスはあまりに病原性が高くて自然界から消えたのですが、今回の新型コロナウイルスは病原性がある程度低かったので世界中に広がりました。

しかし、このような絶妙な病原性をもつウイルスを人工的につくるのは困難です。頭の中でこうなるだろうと考えて人工的にウイルスを改変しても、狙ったとおりの結果はなかなか出ません。もしかしたら、マウスなどの動物モデルで実験して、たくさんつくった人工ウイルスのなかで人に流行しそうなものを選択した可能性はありますが、それも大変な作業です。

ですので、人工のウイルスを狙ってつくって拡散させたという説はあり得ないように思います。ただし、つくったウイルスを選択なしに拡散させて、人で広がりやすいウイルスを調べているという可能性は捨てきれません。

また、意図的ではなく、事故で漏れた可能性はあるでしょう。ただ、ウイルスそのものが施設の不備のために漏れ出るということはないはずです。実験中に感染してしまった人がいて、その人が外部に出て他の人に感染させて広がったという可能性や、実験に使った動物を逃がしてしまった、あるいは死体の処理をしっかりせずに外部に出してしまったという可能性は否定できません。

ところが、オミクロン変異体の出現でこのような私の推論は間違っていた可能性が高くなってきました。

偶然としてはあり得ない変異

オミクロン変異体は不思議な変異体です。タンパク質は20種類のアミノ酸が一続きになっているものです。アミノ酸の配列をコードしているDNAは、A、G、C、T（RNAでは、Tの代わりにUが用いられる）の4文字からなる3つの塩基からできています。たとえば、ATGという塩基配列はメチオニンというアミノ酸を、TGGという塩基配列はトリプトファンというアミノ酸をコードします。

タンパク質が変異するというのは、A、G、C、T（U）からできている塩基配列のコピーをミスすることで起こるものです。その時に、3個のうちの1番目と2番目が変わるとアミノ酸が変わる可能性が高いのですが、3番目が変わってもアミノ酸は変わらないことが多いのです。アミノ酸が変わるDNA（RNA）配列の変異を非同義置換（N置換）と呼びます。一方、アミノ酸が変わらない配列の変異を同義置換（S置換）と呼んでいます。

RNAコピーのミスであれば、均一に変異が入るのでN置換もS置換もどちらも起こり得るはずなのですが、今回のオミクロン変異体ではN置換がほとんどなのです。

変異の起こる仕組みを調べる指標にdN／dS比というものをとることがあります。武漢型とオミクロン変異体を比べたときにdN／dS比が異常に高いのです。もちろん、感染者のなかでウイルスが免疫学的に強力に選択された場合、dN／dS比は高くなるのですが（免疫から逃げるようにN置換が優先的に選択された）、自然界で起こり得ないのではと思うほどにdN／dS比が高いのです。

そもそも、コロナウイルスのスパイクタンパク質が免疫学的プレッシャーを強く受けている（免疫から逃避している）かというと、私はそれほどは受けていないのではないかと考えています。もちろん、自然に発生したという可能性も否定できませんが、確率としてはその可能性はかなり低いのではないかと考えています。同様の考察は、筑波大学の掛谷英紀先生が論文として公開しています（Ref.71）。また、イタリア分子腫瘍学研究所の荒川央《ひろし》先生も同様の推察をしています（Ref.72）。

いずれにしても、オミクロン変異体が自然にできたと考えるには無理がある、偶然としてはあり得ないような変異がオミクロン変異体には見られるのです。

スパイクタンパク質の不可解な性質

新型コロナウイルスのスパイクタンパク質では、最近になってさらに不思議なことがわかりつつあります。

普通、スパイクタンパク質は細胞表面の細胞膜か細胞内の小胞体やゴルジ体に存在します。ところが新型コロナウイルスでは、スパイクタンパク質が細胞の核に移動することがわかってきたのです（Ref.73）。これはウイルス学的に見ると、合目的《ごうもくてき》的《てき》ではありません。スパイクタンパク質が核に行ったところで、ウイルスにとっては生存戦略として有利になるとは思えないからです。

ところがさらに、スパイクタンパク質がエストロゲンという女性ホルモンの受容体と結合することがわかったのです（Ref.74）。まだ査読前の段階の論文で完全に実証されたわけではありませんが、それにしてもなぜそのようなことが起こるのか。自然界におけるウイルスの生存戦略としてどんな意味があるのか。まったくわかりません。

しかも、これが単純な変異（アミノ酸の置換）によってそうなったのではなく、アミノ酸4個、つまり12個の塩基がスパイクタンパク質をコードするRNAに挿入される形になっていて、スパイクタンパク質が核に移動するようになっているのです。それによって、どのような影響があるのかはまだわかりませんが、エストロゲンによって増殖するタイプのがんの進行を早める可能性があるのではないかと研究者の間では議論されています。

スパイクタンパク質が核に移行してエストロゲン受容体と結合するような変異が自然に起こり得るのかという問いに対しても、私には合理的な答えをみつけることはできません。他のコロナウイルスでも同様の例があるのならば、何か意味があるのかと考えなければなりませんが、その特徴は新型コロナウイルスにしかないのです。人工説が妙に納得がいくもののように感じられるのも確かなのです。

Q.10 ワクチンを一度でも接種したら、5年以内に全員死ぬというのは本当でしょうか?

A.10 ないです(100パーセント否定)

私は絶対にないと思います。そのような性質をもった毒を知りません。そのようなことを冗談でも言うのはやめてほしいです。ワクチン慎重派の私も悲しく思います。

Q.11 ワクチンを接種して7日後に腕が痛くなったのですが、ワクチンが原因の可能性はあるでしょうか?

A.11 ないとは言えないと思います

腕が痛くなった原因が誘導される免疫によるものだとしたら、遅延型の免疫反応もあり得ると思います。ただ、因果関係を証明するのは困難だと思います。国はまず、遷延する副反応（後遺症）についてしっかりとした統計を取るべきだと思います。

Q.12　mRNAワクチンを接種すると免疫不全（いわゆるエイズ）になると聞きましたが、本当でしょうか？

A.12　免疫不全にまでは至らないと思います

「免疫不全」というのは、免疫が極度に低下して感染症にかかりやすくなることを指します。HIVだと明白にCD4陽性T細胞の数が著しく低下します。mRNAワクチンの接種においても、血中のTリンパ球が急激に減少する一過性の現象が報告されています（Ref.75）。しかし、それはT細胞がリンパ節などに一時的に移動した結果である可能性が考えられます。

私が危惧しているのは、免疫応答に変調をきたしているのではないかということです。ｍＲＮＡワクチンで制御性Ｔ細胞（細胞傷害性Ｔ細胞の働きを抑制する）が増加することも知られていて（Ref.76）、免疫が全般的に抑制されるのではないかという仮説もありますが、真偽の程はよくわかりません。一部の自然免疫の応答性が下がることも報告されていますが（Ref.77）、これもどの程度影響があるのかはわかりません。

いずれにしても、「免疫不全（エイズ）」という用語を使うのは不適切ではないかと考えています。私としては「免疫抑制」あるいは「免疫攪乱《かくらん》」が適当なのではないかと思っています。

Q.13 ワクチン後遺症が出る人と出ない人がいるのはなぜなのでしょうか？

A.13 詳しいことはわかりませんが、私はワクチンのロット差に着目しています

従来のワクチンですと、ウイルス量やタンパク質の量を定量して、ほぼ均一のワクチンを製造できるのですが、今回のｍＲＮＡワクチンはたとえＬＮＰやｍＲＮＡなどの含有量をそろえたとしても、ワクチンの品質にばらつきが生じてしまう可能性があります。実際に、ワクチンのロットによって、副反応の頻度や死亡者の数に違いがあることが指摘されています。

細胞への導入効率やｍＲＮＡの品質の違いによって、生体内で産生されるスパイクタンパク質の量にばらつきが生じる可能性があります。ロット差による品質のばらつきはロット数を限りなく増やした場合、【図10】のような山形になるはずです。つまり、体内でのスパイクタンパク質の量に差が生じるということです。スパイクタンパク質には細胞傷害性がある（Ref.11）ので、あまりにも大量にスパイクタンパク質が体内でできてしまった場合、血栓や心筋炎、あるいは心室細動などが惹起

図10　ワクチンのロット差の概念図

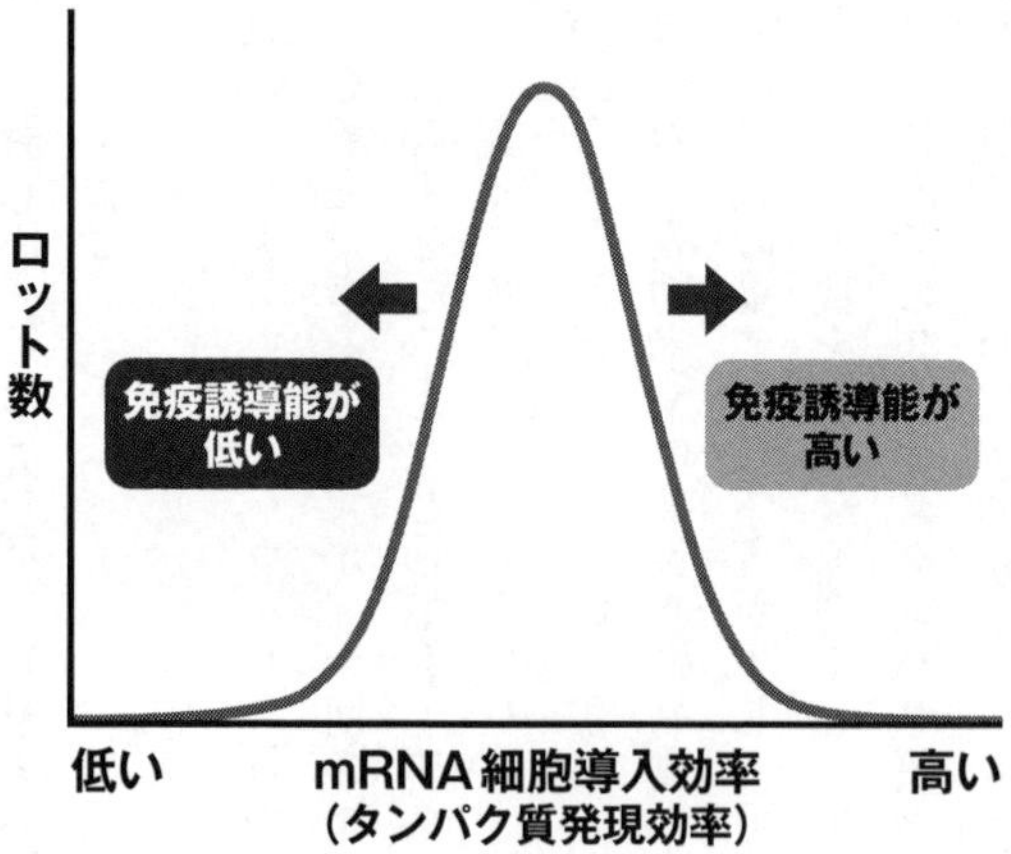

mRNAワクチンは、ロットごとに細胞へのmRNA導入効率やmRNAからのタンパク質の合成効率にばらつきがあると考えられる。これらのばらつきにより、ワクチン接種者体内でのタンパク質合成量にも差が出ると考えられる。タンパク質発現効率が高いロットは免疫誘導能が高く、タンパク質発現効率が低いロットは免疫誘導能が低いと考えられる。タンパク質自体がワクチン接種動物（人を含む）に対して毒性をもつ場合、タンパク質発現効率が高いロットは、副反応や後遺症が出る確率が高くなる可能性がある

される可能性があります（Ref.59）。

逆に、体内でできるスパイクタンパク質の量が極端に少なければ、副反応や後遺症の発生率は下がるかもしれませんが、しっかりとした免疫が誘導されない可能性があります。

ファイザー社製では、5歳から11歳の子ども用のワクチンは有効成分の量が12歳以上用の3分の1になっています。その結果、副反応や後遺症が少なくなっている傾向があります。しかし、その一方で、誘導される免疫も12歳以上の子どもに比べて弱いことが報告されています。つまり、接種する量によって誘導される免疫の強さと、副反応や後遺症の頻度が違うのです。

このことから産生されるスパイクタンパク質の量によって副反応と後遺症の頻度に相関が見られる可能性があります。

この可能性を厚生労働省の官僚に質問したところ、製造元からデータをもらっているものの、そのデータを見る限り大きなばらつきはないとのことでした。しかし、データを公開することは契約上できないとの回答でした。

**図11　ワクチンの安全性と有効性を確保するための
ロット出荷管理の概念図**

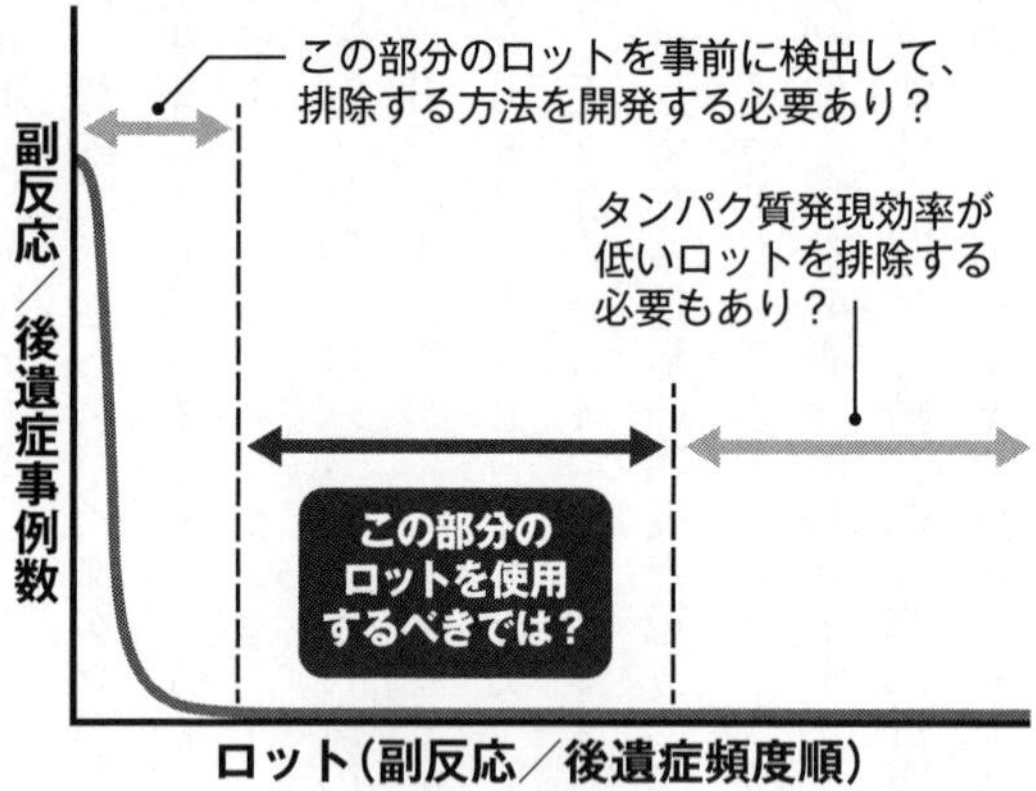

ロットごとに副反応・後遺症が出る確率が異なる場合は、より安全性の高いワクチンを目指すためには、何らかの方法で安全性の低いロットを検出して排除する必要がある。また、タンパク質発現効率が低いロットについても、より効率よく免疫を誘導するためには排除する必要がある

ワクチン被害がロットごとに異なることは事実ですので、スパイクタンパク質の産生量で副反応や後遺症の発生率が変わるのだとしたら、事前にマウスやサル、あるいは試験管内で実験を行って、危険なロットを回避することができるのではないかと私は考えています【図11】。mRNAワクチンを今後も広く使うのだとしたら、危険なロットを排除する仕組みを早急に確立す

る必要があると私は思っています。

その仕組みが確立されていない以上、私は今回のｍＲＮＡワクチンの使用をいったん全面的にストップすべきと考えています。

Q. 14　新型コロナウイルスを検出するPCRは、別のウイルスや細胞のウイルス類似配列を検出しているのだという話がありますが、本当ですか？

A. 14　それはないと思います

現在、新型コロナウイルスを検出するＰＣＲはリアルタイムＰＣＲ法が主流です。リアルタイムＰＣＲ法には大きく2通りあり、それはサイバーグリーン法とタックマンプローブ法です。サイバーグリーン法は増幅産物ができるとシグナルが出てくるようになっています。その場合、間違えた配列が増えてもシグナルが上がってくることになります。

一方、タックマンプローブ法は、増幅産物とタックマンプローブが結合してシグナルが出ることになっています。この場合の結合はプローブの配列と増幅産物の配列が一致することが必要です。タックマンプローブ法の場合、増幅産物が狙った配列であることを確認できます。

サイバーグリーン法はタックマンプローブ法に比べて低コストで済むのですが、特異性の確認がそれだけでは困難です。サイバーグリーン法の場合、他のウイルスや我々のゲノムＤＮＡの類似の配列を検出している可能性は否定できません。否定するには、ＰＣＲ産物の塩基配列を決定するなどの方法をとらなければなりません。

しかしながら、現在国内で行われているＰＣＲ検査は、タックマンプローブ法が主流です。国内のしっかりとした検査機関で検査している限り、ＰＣＲは正しく新型コロナウイルスのＲＮＡを検出していると考えられます。

Q.15 抗原検査はどれくらい信頼性がありますか？

A.15 抗原検査の感度はＰＣＲ検査よりもかなり低くなっています。そのため、抗原検査で陰性だからといってＰＣＲ検査も陰性になるとは限りません。また、抗原検査にも偽陽性の問題があります

抗原検査の感度はＰＣＲ検査よりも低いので、抗原検査が陽性であればＰＣＲも必ず陽性になるはずですが、抗原検査が陽性でＰＣＲ検査が陰性になることもあります。おそらくその場合、抗原検査が偽陽性であった可能性があります。検査結果はこのことを理解したうえで、一つの目安と考えるべきだと思います。また、「体外診断用医薬品」「第1類医薬品」と表示されているものは厚労省が品質の評価を行っているものですが、市販されているキットのうち「研究用」については国による性能試験は行われていません。

Q.16 陽性者数の予測に使われるK値はいかさまなのでしょうか？

A.16 学術論文にもなっており、いかさまではありません。K値による予測は従来の感染症の数理モデルとはまったく異なりますが、導かれる予測はとても役に立ちます

感染拡大と収束の予測については、大阪大学核物理学研究センター長・教授の中野貴志先生は、週あたりの陽性者数を累積陽性者数で割って導かれる数字に基づき、感染拡大率の変化速度を予測する独自理論「K値」を公表し（Ref.78）、これまでほぼほぼ正確に陽性者推移を予測してきました。その方法は意外にシンプルです。「累積の陽性者数」を分母、「1週間の陽性者数」を分子にしてみると、もちろん最初の1週間は「1」になります。最初の1週間の陽性者数＝累積の陽性者数ですから、これは当然です。そこから感染拡大の初期にはK値がきれいな直線で減少し

ていき、あるところからはなだらかに減っていくことを発見しました。

感染の波の高さは異なるのですが、減衰期にはその減衰の強度（右肩下がりのK値の傾き）は不思議なことに日本全国あまり変わりませんでした。他国でも減衰のスピードは異なるものの、基本的には同じ推移でした。

陽性者数が増え続けている状況であっても、「K値」をあてはめてみると、「この時期から下がり始めるだろう」というのがピーク前に予測できます。

陽性者数が上がり始めてからしばらくするとピークに到達して、後は徐々に下がっていく。ボールを投げたときの放物線を想像してもらえばわかりやすいでしょう。あるところから上昇の角度が変わって、そうすると「あの辺りが頂点だ」とわかり、頂点を過ぎたところからゆるやかに下がっていく。

このやり方で、ほぼ正確な陽性者数の増減を予測できます。2022年6〜9月のいわゆる第7波も、7月の段階で9月あたりに収束するだろうということが、予測できました。

なぜ陽性者数の推移が同じ曲線を描くのか

あらかじめ陽性者数の増減の予測が立っていれば、重症者数も早いうちに予想できるので「このぐらいの準備をしておけば大丈夫」といったアドバイスもできるのです。

なぜ陽性者数の推移が毎回同じ山形の曲線を描くのか。ウイルス学的には「同心円モデル」で説明できると考えています（Ref.79）。

私はそれを「目玉焼きモデル」と呼んでいます。目玉焼きの黄身のところは実効再生産数が1を上回って感染が拡大する部分。白身のところは実効再生産数が1を下回って感染が収束する部分です。実効再生産数とは1人の感染者が平均何人に感染させるかを示す指標で、感染日を推定して、そこから患者の発生動向によってはじき出されます。

この実効再生産数をもとにした同心円を次の5つのゾーンに区分けします。

①特殊な夜の街に通う人など

②かなり騒々しい飲食店を利用する人など
③普通の人
④100分の1作戦（第二章で詳述）を理解している人
⑤巣ごもりの人

このうちの①と②が目玉焼きの黄身の部分で、③④⑤が白身の部分にあたります。
①と②にウイルス伝達可能な感染者が出ると、まず①と②で感染が広がります。感染を火事にたとえると①と②は全焼。さらに③にも延焼します。

その一方で、③④⑤の部分にウイルス伝達可能な感染者が出ても感染は拡大しません。

欧米では生活習慣の違いや感受性の差から黄身の部分の割合が大きいため、感染が一気に広がりました。それに比べて当初日本で感染者があまり広がらなかったのは、白身部分が大きかったためだと考えられます。

寒い季節になると湿度が低くなり、微小飛沫粒子が急速に乾燥して粒子がさらに小さくなり飛沫核となって空気中に漂いやすくなります。また換気も不十分になりがちです。同時に人の自然免疫が下がるので、③も黄身の部分（②）に含まれるようになります。一度感染が広がると集団免疫が成立しますから、どの国でも必ず感染拡大は③で止まります。

もっと簡単に言うと、これは「かかりやすい人とかかりにくい人がいる」というきわめて当たり前の話です。全員が新型コロナウイルス感染症にかかりやすいわけではなく、かかりやすい人とかかりにくい人に分かれます。

感染拡大の初期には「かかりやすい人」たちが一気に感染していって、そうして「かかりにくい人」で終わる。そんな当たり前のことで陽性者数の推移は説明がつきます。

私は陽性者数がなぜK値の予測に従うのか、ウイルス学的に解明しなければならないと思っていますが、ゾーン分けの根拠となる感受性の層構造については、リアルタイムにモニタリングする指標がないので定性的な解釈にとどまっています。

私たちが、実効再生産数が層構造になっているという前提で簡易的なモデルをつくって計算したところ、K値とほぼ同じ陽性者数の推移を導き出すことに成功しています。層構造の客観的なパラメーターがない以上、科学的な論考になり得ないので論文にはしていませんが、大まかには私の同心円モデル（目玉焼きモデル）は正しいと考えています。

池田陽一先生（九州大学理学部）と中野貴志先生らはリンク切れモデルで収束過程を説明しています（Ref.80）。感染のリンクが途切れることによって収束するということですが、リンクが切れる要因として、「身近に陽性者が出た場合、自身も他者を感染させない行動をとること」と「ワクチン接種により免疫を獲得すること」をあげています。私の同心円モデルでも、行動変容やワクチン接種によって、ゾーン構成者は移動しうると考えているので、考え方は似ていると思います。

K値の理論的背景については、今後の研究に期待しています。今のところは「これまでもかなり正確な予測ができているのだから、この予測法でよいだろう」と考えています。

おわりに

今回の新型コロナウイルス（SARS－CoV－2）は、ウイルス学的には決して未知のウイルスではありません。ほとんど既知のウイルスが未知と喧伝《けんでん》され、世界中で過剰なまでの対策が行われました。まったくおかしなことで、今もなお、なぜこのような事態にまで発展したのか私には理解できません。

当初、私は「人々はウイルスに関する知識がないから極度に恐れているだけで、正しい知識が伝達されればこの騒動はすぐに終わるのだろう」と考えていました。誰かが正しいことを伝えてくれれば、コロナ騒動は収まると思っていたのです。しかし、誰も「ウイルスについての当たり前の事実」を口にしない。

ある先生は「今回のコロナは科学じゃない、これは政治なんだ」「誰も損などしないのだから放っておけばいい」と言いました。本当にそうでしょうか？　私の周りには理不尽なコロナ騒動で大変な目に遭った方もたくさんいらっしゃいます。

私が政治家に説明してまわっても、「中央からの指示に反することはできない」「言っていることはわかるが、世論が変わらなければ動けない」と言うのです。しかし、マスコミは政府に忖度し強く世論を誘導し続けました。これでは世論も政策も変わりようがありません。私には、日本がまさに負のスパイラルに陥っているように見えます。

本書は私の35年にわたるウイルス学、免疫学、分子生物学、ウイルス共進化学を研究してきた経験に基づいて、学者として信念をもって執筆しました。

本書が負のスパイラルから脱するきっかけになれば幸いです。

２０２３年1月7日

宮沢孝幸

参考文献

第一章

1. 新型コロナの重症化率・致死率について第111回（令和4年12月21日）新型コロナウイルス感染症対策アドバイザリーボード資料4
https://www.mhlw.go.jp/content/10900000/001027743.pdf（新型コロナウイルスの重症化率と致死率をインフルエンザウイルスと比較）

2. Vatti A, Monsalve DM, Pacheco Y, Chang C, Anaya JM, Gershwin ME. (2017) Original antigenic sin: A comprehensive review. *J. Autoimmun.* **83**: 12-21.（インフルエンザにおける抗原原罪の総説）

3. Callow KA, Parry HF, Sergeant M, Tyrrell DA. (1990) The time course of the immune response to experimental coronavirus infection of man. *Epidemiol Infect.* **105(2)**:435-446.（ヒトコロナウイルス229Eの人での感染実験）

4. Zuo F, Marcotte H, Hammarström L, Pan-Hammarström Q. (2022) Mucosal IgA against SARS-CoV-2 omicron infection. *N. Engl. J. Med.* **387(21)**: e55.（ブレイクスルー感染すると分泌型IgAが強く誘導される）

5. Havervall S, Marking U, Svensson J, Greilert-Norin N, Bacchus P, Nilsson P, Hober S, Gordon M, Blom K, Klingström J, Åberg M, Smed-Sörensen A, Thålin C. (2022) Anti-spike mucosal IgA protection against SARS-CoV-2 omicron infection. *N. Engl. J. Med.* **387(14)**: 1333-1336.（ワクチンによって誘導されるIgAと感染によって誘導されるIgAの量の比較）

6. Chemaitelly H, Ayoub HH, AlMukdad S, Coyle P, Tang P, Yassine HM, Al-Khatib HA, Smatti MK, Hasan MR, Al-Kanaani Z, Al-Kuwari E, Jeremijenko A, Kaleeckal AH, Latif AN, Shaik RM, Abdul-Rahim HF, Nasrallah GK, Al-Kuwari MG, Butt AA, Al-Romaihi HE, Al-Thani MH, Al-Khal A, Bertollini R, Abu-Raddad LJ. (2022) Protection from previous natural infection compared with mRNA vaccination against SARS-CoV-2 infection and severe COVID-19 in Qatar: a retrospective cohort study. *Lancet Microbe* **3(12)**: e944-e955.（カタールにおける疫学調査。既感染者の方がワクチン接種者よりも感染予防効果並びに重症化予防効果は高く、持続する）

7. SARS-CoV-2 mRNA Vaccine (BNT162, PF-07302048) 2.6.4 薬物動態試験の概要文
https://www.pmda.go.jp/drugs/2021/P20210212001/672212000_30300

AMX00231_I100_2.pdf（mRNAワクチンの体内分布）

8. Garrido I, Lopes S, Simões MS, Liberal R, Lopes J, Carneiro F, Macedo G. (2021) Autoimmune hepatitis after COVID-19 vaccine – more than a coincidence. *J. Autoimmun.* **125**: 102741.（ワクチン後の自己免疫性肝炎）

9. Mizuno T, Takahashi R, Kamiyama T, Suzuki A, Suzuki M (2022) Neuroleptic malignant syndrome with adrenal insufficiency after BNT162b2 COVID-19 vaccination in a man taking valproate: a case report. Am. J. Case Rep. **23**: e936217.（バルプロ酸服用者のBNT162b2 COVID-19ワクチン接種後に副腎機能不全を伴う神経遮断薬悪性症候群を発症した症例報告）

10. Caspersen IH, Juvet LK, Feiring B, Laake I, Robertson AH, Mjaaland S, Magnus P, Trogstad L. (2023) Menstrual disturbances in 12- to 15-year-old girls after one dose of COVID-19 Comirnaty vaccine: population-based cohort study in Norway. *Vaccine* **41(2)**: 614-620.（COVID-19コミルナティワクチンの1回接種後の12歳から15歳の少女における月経障害：ノルウェーの人口ベースコホート研究）

11. Biering SB, Gomes de Sousa FT, Tjang LV, Pahmeier F, Zhu C, Ruan R, Blanc SF, Patel TS, Worthington CM, Glasner DR, Castillo-Rojas B, Servellita V, Lo NTN, Wong MP, Warnes CM, Sandoval DR, Clausen TM, Santos YA, Fox DM, Ortega V, Näär AM, Baric RS, Stanley SA, Aguilar HC, Esko JD, Chiu CY, Pak JE, Beatty PR, Harris E. (2022) SARS-CoV-2 Spike triggers barrier dysfunction and vascular leak via integrins and TGF-β signaling. *Nat. Commun.* 13(1): 7630.（SARS-CoV-2スパイクタンパク質はインテグリンとTGF-βシグナルを介してバリア機能障害と血管漏出の引き金となる）

12. 令和3年2月12日 薬事・食品衛生審議会 医薬品第二部会 議事録
https://www.mhlw.go.jp/stf/newpage_16949.html

13. コミナティ筋注　審議結果報告書　令和３年２月12日　医薬・生活衛生局医薬品審査管理課
https://www.pmda.go.jp/drugs/2021/P20210212001/672212000_30300AMX00231_A100_6.pdf

14. COVID-19 Excess Mortality Collaborators (2022) Estimating excess mortality due to the COVID-19 pandemic: a systematic analysis of

COVID-19-related mortality, 2020–21. *Lancet* **399(10334)**: 1513–1536.（2020年から2021年までの世界各国の超過死亡について）

15. 令和3年簡易生命表https://www.mhlw.go.jp/toukei/saikin/hw/life/life21/dl/life18-02.pdf

16. 宮沢 孝幸, 中川 草 (2020) 新型コロナウイルスSARS-CoV-2の比較ウイルス学と比較ゲノム解析 実験医学 **38(8)**: 1338-1347.（新型コロナウイルスと他の動物由来コロナウイルスの比較）

17. Shimizu K, Iyoda T, Sanpei A, Nakazato H, Okada M, Ueda S, Kato-Murayama M, Murayama K, Shirouzu M, Harada N, Hidaka M, Fujii SI. (2021). Identification of TCR repertoires in functionally competent cytotoxic T cells cross-reactive to SARS-CoV-2. *Commun. Biol.* **4(1)**: 1365.（SARS-CoV-2に交差反応する細胞傷害性T細胞におけるT細胞受容体レパートリーの同定）

18. 中野貴志 (2020) K値による大阪のCOVID-19感染状況の解析 第２回大阪府新型コロナウイルス対策本部専門家会議 令和２年6月12日 https://www.pref.osaka.lg.jp/attach/37375/00366407/06%20siryou1-2.pptx

第二章

19. 宮沢孝幸 (2022) PHP新書1303『ウイルス学者の責任』PHP研究所（ISBN978-4-569-85158-7）

20. Oran DP, Topol EJ. (2021) The proportion of SARS-CoV-2 infections that are asymptomatic : A systematic review. *Ann Intern Med* **174(5)**: 655-662.（発症者は感染者の約2/3である）

21. Killingley B, Mann AJ, Kalinova M, Boyers A, Goonawardane N, Zhou J, Lindsell K, Hare SS, Brown J, Frise R, Smith E, Hopkins C, Noulin N, Löndt B, Wilkinson T, Harden S, McShane H, Baillet M, Gilbert A, Jacobs M, Charman C, Mande P, Nguyen-Van-Tam JS, Semple MG, Read RC, Ferguson NM, Openshaw PJ, Rapeport G, Barclay WS, Catchpole AP, Chiu C. (2022) Safety, tolerability and viral kinetics during SARS-CoV-2 human challenge in young adults. *Nat. Med.* **28(5)**: 1031-1041.（新型コロナウイルスの人への感染実験）

22. 鳥集徹、特別取材班 (2023) 宝島社新書663『コロナ利権の真相』宝島社（ISBN978-4-299-03615-5）

23. 明和政子 (2022) 宝島社新書655『マスク社会が危ない 子どもの発達に「毎日マスク」はどう影響するか?』宝島社 (ISBN978-4-299-03372-7)

第三章

24. Zhang Q, Xiang R, Huo S, Zhou Y, Jiang S, Wang Q, Yu F. (2021) Molecular mechanism of interaction between SARS-CoV-2 and host cells and interventional therapy. *Signal Transduct. Target Ther.* **6(1)**: 233. (新型コロナウイルスと宿主細胞との相互作用の分子機構と治療法)

25. Yoshikawa R, Abe H, Igasaki Y, Negishi S, Goto H, Yasuda J. (2020) Development and evaluation of a rapid and simple diagnostic assay for COVID-19 based on loop-mediated isothermal amplification. *PLoS. Negl. Trop. Dis.* **14(11)**:e0008855. (SARS-CoV-2を効率よく検出するLAMP法の開発)

26. キヤノンメディカルシステムズ『等温増幅蛍光測定装置Genelyzer Fシリーズ』
https://jp.medical.canon/products/dnachip/genelyzer_F/

27. Da-Yuan Chen, Devin Kenney, Chue Vin Chin, Alexander H. Tavares, Nazimuddin Khan, Hasahn L. Conway, GuanQun Liu, Manish C. Choudhary, Hans P. Gertje, Aoife K. O' Connell, Darrell N. Kotton, Alexandra Herrmann, View ORCID ProfileArmin Ensser, John H. Connor, Markus Bosmann, Jonathan Z. Li, Michaela U. Gack, Susan C. Baker, Robert N. Kirchdoerfer, Yachana Kataria, Nicholas A. Crossland, Florian Douam, Mohsan Saeed (2022) Role of spike in the pathogenic and antigenic behavior of SARS-CoV-2 BA.1 Omicron. *BioRxiv* doi: https://doi.org/10.1101/2022.10.13.512134 (プリプリント)(武漢型とオミクロン変異体のハイブリッドウイルスの解析)

28. Hamre D, Procknow JJ.(1966) A new virus isolated from the human respiratory tract. *Proc. Soc. Exp. Biol. Med.* **121(1)**:190-193. (ヒトコロナウイルス229Eの発見)

29. Erkoreka A, Hernando-Pérez J, Ayllon J. (2022) Coronavirus as the possible causative agent of the 1889-1894 pandemic. *Infect. Dis. Rep.* **14(3)**: 453-469. (1889-1894年のパンデミックの原因としてのヒトコロナウイルスOC43)

30. Huynh J, Li S, Yount B, Smith A, Sturges L, Olsen JC, Nagel J,

Johnson JB, Agnihothram S, Gates JE, Frieman MB, Baric RS, Donaldson EF. (2012) Evidence supporting a zoonotic origin of human coronavirus strain NL63. *J. Virol.* **86(23)**: 12816-12825.（ヒトコロナウイルスNL63の人獣共通感染症由来を支持する証拠）

第四章

31. Abe T, Takaku H. (2000) Protection against influenza by genetically engineered vaccines. *Nihon Rinsho* **58(11)**: 2313-2320.（バキュロウイルス組換えインフルエンザワクチン）

32. Abe T, Takahashi H, Hamazaki H, Miyano-Kurosaki N, Matsuura Y, Takaku H. (2003) Baculovirus induces an innate immune response and confers protection from lethal influenza virus infection in mice. *J. Immunol.* **171(3)**: 1133-1139.（バキュロウイルスが誘導する自然免疫でインフルエンザウイルスによる発症を抑えられる）

33. Netea MG, Joosten LA, Latz E, Mills KH, Natoli G, Stunnenberg HG, O'Neill LA, Xavier RJ. (2016) Trained immunity: A program of innate immune memory in health and disease. *Science* **352(6284)**: aaf1098.（訓練免疫に関する総説）

34. O'Neill LAJ, Netea MG. (2020) BCG-induced trained immunity: can it offer protection against COVID-19? *Nat. Rev. Immunol.* **20(6)**: 335-337.（BCGワクチンによる訓練免疫は新型コロナウイルスに効果があるか？）

35. Waltz E. (2022) China and India approve nasal COVID vaccines - are they a game changer? *Nature* **609(7927)**: 450.（中国とインドで開発された粘膜ワクチン）

36. https://www.bharatbiotech.com/intranasal-vaccine.html（インドの粘膜ワクチンの認可）

37. Ohtsuka J, Imai M, Fukumura M, Maeda M, Eguchi A, Ono R, Maemura T, Ito M, Yamayoshi S, Kataoka Y, Kawaoka Y, Nosaka T. (2021) Non-propagative human parainfluenza virus type 2 nasal vaccine robustly protects the upper and lower airways against SARS-CoV-2. *iScience* **24(12)**: 103379.（三重大学が開発する非増殖性鼻スプレー新型コロナウイルスワクチンの開発）

38. Kurano M, Morita Y, Nakano Y, Yokoyama R, Shimura T, Qian C,

Xia F, He F, Zheng L, Ohmiya H, Kishi Y, Okada J, Yoshikawa N, Nakajima K, Nagura Y, Okazaki H, Jubishi D, Moriya K, Seto Y, Yasui F, Kohara M, Wakui M, Kawamura T, Kodama T, Yatomi Y. (2022) Response kinetics of different classes of antibodies to SARS-CoV2 infection in the Japanese population: The IgA and IgG titers increased earlier than the IgM titers. *Int. Immunopharmacol.* **103**: 108491.（2020年における日本人のSARS-CoV-2に対する抗体応答）

39. 第3回抗体保有調査速報結果（令和3年度新型コロナウイルス感染症大規模血清疫学調査）第72回（令和4年2月16日）新型コロナウイルス感染症対策アドバイザリーボード 資料5
https://www.mhlw.go.jp/content/000945066.pdf（2021年12月における東京都、大阪府、宮城県、愛知県、福岡県におけるSARS-CoV-2に対する抗体調査）

40. Zhao J, Yuan Q, Wang H, Liu W, Liao X, Su Y, Wang X, Yuan J, Li T, Li J, Qian S, Hong C, Wang F, Liu Y, Wang Z, He Q, Li Z, He B, Zhang T, Fu Y, Ge S, Liu L, Zhang J, Xia N, Zhang Z. (2020) Antibody responses to SARS-CoV-2 in patients with novel coronavirus disease 2019. *Clin. Infect. Dis.* **71(16)**: 2027-2034.（重症化した患者では軽症患者よりも新型コロナウイルス特異抗体が高い）

41. Lee WS, Wheatley AK, Kent SJ, DeKosky BJ. (2020) Antibody-dependent enhancement and SARS-CoV-2 vaccines and therapies. *Nat. Microbiol.* **5(10)**: 1185-1191.（抗体依存性増強〔ADE〕に関する総説）

42. Hashimoto R, Sakamoto A, Deguchi S, Yi R, Sano E, Hotta A, Takahashi K, Yamanaka S, Takayama K. (2021) Dual inhibition of TMPRSS2 and Cathepsin B prevents SARS-CoV-2 infection in iPS cells. *Mol. Ther. Nucleic Acids* **26**: 1107-1114.（TMPRSS2とカテプシンBの二重阻害によるSARS-CoV-2感染阻止）

43. Sabbaghi A, Miri SM, Keshavarz M, Mahooti M, Zebardast A, Ghaemi A. (2020) Role of γδ T cells in controlling viral infections with a focus on influenza virus: implications for designing novel therapeutic approaches. *Virol J.* **17(1)**: 174.（インフルエンザウイルスを中心としたウイルス感染制御におけるγδT細胞の役割）

44. von Massow G, Oh S, Lam A, Gustafsson K. (2021) Gamma delta T cells and their involvement in COVID-19 virus infections. *Front.*

Immunol. **12**: 741218.（新型コロナウイルスで増加するγδT細胞）

45. Fears AC, Walker EM, Chirichella N, Slisarenko N, Merino KM, Golden N, Picou B, Spencer S, Russell-Lodrigue KE, Doyle-Meyers LA, Blair RV, Beddingfield BJ, Maness NJ, Roy CJ, Rout N. (2022) The dynamics of γδ T cell responses in nonhuman primates during SARS-CoV-2 infection. *Commun. Biol.* **5(1)**: 1380.（新型コロナウイルスで増加するγδT細胞）

第五章

46. Liu Y, Soh WT, Kishikawa JI, Hirose M, Nakayama EE, Li S, Sasai M, Suzuki T, Tada A, Arakawa A, Matsuoka S, Akamatsu K, Matsuda M, Ono C, Torii S, Kishida K, Jin H, Nakai W, Arase N, Nakagawa A, Matsumoto M, Nakazaki Y, Shindo Y, Kohyama M, Tomii K, Ohmura K, Ohshima S, Okamoto T, Yamamoto M, Nakagami H, Matsuura Y, Nakagawa A, Kato T, Okada M, Standley DM, Shioda T, Arase H. (2021) An infectivity-enhancing site on the SARS-CoV-2 spike protein targeted by antibodies. *Cell* **184(13)**: 3452-3466.e18.（新型コロナウイルスのADE抗体の発見）

47. Wen J, Cheng Y, Ling R, Dai Y, Huang B, Huang W, Zhang S, Jiang Y. (2020) Antibody-dependent enhancement of coronavirus. *Int J Infect Dis.* **100**: 483-489.（コロナウイルスの感染増強機構メカニズム）

48. Shimizu J, Sasaki T, Koketsu R, Morita R, Yoshimura Y, Murakami A, Saito Y, Kusunoki T, Samune Y, Nakayama EE, Miyazaki K, Shioda T. (2022) Reevaluation of antibody-dependent enhancement of infection in anti-SARS-CoV-2 therapeutic antibodies and mRNA-vaccine antisera using FcR- and ACE2-positive cells. *Sci. Rep.* **12(1)**: 15612.（新型コロナウイルスワクチンでADE抗体が誘導される）

49. Dorabawila V, Hoefer D, Bauer UE, Bassett MT, Emily Lutterloh, Eli S. Rosenberg (2022) Effectiveness of the BNT162b2 vaccine among children 5-11 and 12-17 years in New York after the emergence of the Omicron variant. *MedRxiv* 2022.02.25.22271454.
doi: https://doi.org/10.1101/2022.02.25.22271454（ニューヨークの小児におけるmRNAワクチンの効果）

50.「ワクチン接種歴別の新規陽性者数（8/22から8/28）」第98回（令和4

年9月7日）新型コロナウイルス感染症対策アドバイザリーボード　資料2-5
https://www.mhlw.go.jp/content/10900000/000987057.pdf
（10万人あたりの2回接種済での新規陽性者数は未接種者よりも高い）

51. Joubert E, Kekeh AC, Amin CN. (2022) COVID-19 and novel mRNA vaccines in pregnancy: an updated literature review. *BJOG* **129(1)**: 21-28.（妊娠中のCOVID-19および新規mRNAワクチン：最新の文献レビュー）

52. Racaniello V. (2021) T cells will save us from COVID-19. Virology blog
https://www.virology.ws/2021/03/25/t-cells-will-save-us-from-covid-19/
（COVID-19に対する細胞性免疫）

53.「副反応疑い報告の状況について」第73回厚生科学審議会予防接種・ワクチン分科会副反応検 討部会、令和３年度第23回薬事・食品衛生審議会薬事分科 会医薬品等安全対策部会安全対策調査会（合同開催）（2021年12月3日開催）資料1-7-1
https://www.mhlw.go.jp/content/10601000/000862253.pdf

54.「副反応疑い報告の状況について」第74回厚生科学審議会予防接種・ワクチン分科会副反応検 討部会、令和３年度第25回薬事・食品衛生審議会薬事分科 会医薬品等安全対策部会安全対策調査会（合同開催）（2021年12月24日開催）資料1-7-1
https://www.mhlw.go.jp/content/10601000/000872666.pdf

55. 藤川賢治 ワクチンと新型コロナの心筋炎報告の実数比較
https://medicalfacts.info/myocarditis.html

56. UK Health Security Agency. Weekly national influenza and COVID-19 surveillance report. (Week 37 report [up to week 36 data] 15 September 2022)
https://assets.publishing.service.gov.uk/government/uploads/system/uploads/attachment_data/file/1105448/Weekly_Flu_and_COVID-19_report_w37_v2.pdf（2022年9月15日時点でのイギリスの子どもの接種率）

57. Office for National Statistics. Coronavirus (COVID-19) infection survey, antibody data, UK: 6 April 2022.
https://www.ons.gov.uk/peoplepopulationandcommunity/healthandsocialcare/conditionsanddiseases/bulletins/coronaviruscovid19infectionsurveyantibodyandvaccinationdatafortheuk/6april2022（英国

での抗体保有率〔2022年4月6日〕）

58. Matthews PC, Campbell C, Săndulescu O, Matičič M, Ruta SM, Rivero-Juárez A, van Welzen BJ, Tan BK, Garcia F, Gherlan GS, Çınar G, Hasanoğlu İ, Gmizić I, Nicolini LA, Santos L, Sargsyants N, Velikov P, Habibović S, Fourati S, Židovec-Lepej S, Herder V, Dudman S, Miron VD, Irving W, Şahin GÖ; and ESCMID Study Group for Viral Hepatitis (ESGVH). (2022) Acute severe hepatitis outbreak in children: A perfect storm. What do we know, and what questions remain? *Front. Pharmacol.* **13**: 1062408.（小児における急性重症肝炎の発生）

59. Yonker LM, Swank Z, Bartsch YC, Burns MD, Kane A, Boribong BP, Davis JP, Loiselle M, Novak T, Senussi Y, Cheng CA, Burgess E, Edlow AG, Chou J, Dionne A, Balaguru D, Lahoud-Rahme M, Arditi M, Julg B, Randolph AG, Alter G, Fasano A, Walt DR. (2023) Circulating spike protein detected in post-COVID-19 mRNA vaccine myocarditis. *Circulation* (Online ahead of print.) doi: 10.1161/CIRCULATIONAHA.122.061025.（COVID-19mRNAワクチン後の心筋炎で検出された循環型スパイク蛋白質）

60. Nigro G, Mazzocco M, Mattia E, Di Renzo GC, Carta G, Anceschi MM. (2011) Role of the infections in recurrent spontaneous abortion. *J. Matern. Fetal Neonatal Med.* **24(8)**: 983-989.（再発性自然流産における感染症の役割について）

61. Yockey LJ, Iwasaki A. (2018) Interferons and proinflammatory cytokines in pregnancy and fetal development. *Immunity* **49(3)**: 397-412.（妊娠と胎児の発育におけるインターフェロンと炎症誘発性サイトカインの役割）

62. Zauche LH, Wallace B, Smoots AN, Olson CK, Oduyebo T, Kim SY, Petersen EE, Ju J, Beauregard J, Wilcox AJ, Rose CE, Meaney-Delman DM, Ellington SR; CDC v-safe Covid-19 Pregnancy Registry Team. (2021) Receipt of mRNA Covid-19 vaccines and risk of spontaneous abortion. *N. Engl. J. Med.* **385(16)**: 1533-1535.（mRNA Covid-19ワクチンの接種と自然流産の危険性）

63. Holder B, Jones T, Sancho Shimizu V, Rice TF, Donaldson B, Bouqueau M, Forbes K, Kampmann B. (2016) Macrophage exosomes induce placental inflammatory cytokines: a novel mode of maternalplacental messaging. *Traffic* **17(2)**: 168-178.（マクロファージエクソソームが胎盤の炎症性サイトカインを誘導する：母体-胎盤間の新規メッセージング様式）

第六章

64. Shida H, Hinuma Y, Hatanaka M, Morita M, Kidokoro M, Suzuki K, Maruyama T, Takahashi-Nishimaki F, Sugimoto M, Kitamura R, Miyazawa T, Hayami M. (1988) Effects and virulences of recombinant vaccinia viruses derived from attenuated strains that express the human T-cell leukemia virus type I envelope gene. *J. Virol.* **62(12)**: 4474-4480.（ヒトT細胞白血病ウイルス1型の組換え生ワクチン）

65. Hosie MJ, Flynn JN, Rigby MA, Cannon C, Dunsford T, Mackay NA, Argyle D, Willett BJ, Miyazawa T, Onions DE, Jarrett O, Neil JC. (1998) DNA vaccination affords significant protection against feline immunodeficiency virus infection without inducing detectable antiviral antibodies. *J. Virol.* **72(9)**: 7310-7319.（DNAワクチン接種により、抗ウイルス抗体の検出を伴わずに、ネコ免疫不全ウイルス感染に対する有意な防御が可能である）

66. Shimojima M, Miyazawa T, Ikeda Y, McMonagle EL, Haining H, Akashi H, Takeuchi Y, Hosie MJ, Willett BJ. (2004) Use of CD134 as a primary receptor by the feline immunodeficiency virus. *Science* **303(5661)**: 1192-1195.（ネコ免疫不全ウイルスの感染受容体CD134の同定）

67. 日沼頼夫（2003）日本ウイルス学会の歩み：私記　*ウイルス*　**53(1)**: 59-61.（予測ウイルス学の提唱）

68. Furuse Y, Suzuki A, Oshitani H.（2010）Origin of measles virus: divergence from rinderpest virus between the 11th and 12th centuries. *Virol. J.* **7**: 52.（麻疹ウイルスの起源：11世紀から12世紀の間に牛疫ウイルスから分岐した）

69. Sakai K, Yoshikawa T, Seki F, Fukushi S, Tahara M, Nagata N, Ami Y, Mizutani T, Kurane I, Yamaguchi R, Hasegawa H, Saijo M, Komase K, Morikawa S, Takeda M. (2013) Canine distemper virus associated with a lethal outbreak in monkeys can readily adapt to use human receptors. *J. Virol.* **87(12)**: 7170-7175.（サルで致死的流行したイヌジステン

パーウイルスは、ヒトのウイルス受容体を利用するように変異している。)

70. Yang S, Wang S, Feng H, Zeng L, Xia Z, Zhang R, Zou X, Wang C, Liu Q, Xia X. (2010) Isolation and characterization of feline panleukopenia virus from a diarrheic monkey. *Vet Microbiol.* **143(2-4)**: 155-159.（ネコのパルボウイルス〔ネコ汎白血球減少症ウイルス〕がサルに致死性感染したという報告）

第七章

71. Kakeya H, Matsumoto Y (2022) A probabilistic approach to evaluate the likelihood of artificial genetic modification and its application to SARS-CoV-2 omicron variant. *IPSJ Transactions on Bioinform* **15**: 22-29.（オミクロン変異体の起源が人工である可能性が高いことを示した）

72. 荒川央『コロナワクチンが危険な理由:免疫学者の警告』花伝社（ISBN:978-4-763-42003-9）

73. Sattar S, Kabat J, Jerome K, Feldmann F, Bailey K, Mehedi M (2022) Nuclear translocation of spike mRNA and protein is a novel pathogenic feature of SARS-CoV-2. bioRxiv 2022.09.27.509633. doi: 10.1101/2022.09.27.509633.（プリプリント）（新型コロナウイルスのスパイクタンパク質が核に移行することを発見した）

74. Oscar Solis, Andrea R Beccari, Daniela Iaconis, Carmine Talarico, Camilo A Ruiz-Bedoya, Jerome C Nwachukwu, Annamaria Cimini, Vanessa Castelli, Riccardo Bertini, Monica Montopoli, Veronica Cocetta, Stefano Borocci, Ingrid G Prandi, Kelly Flavahan, Melissa Bahr, Anna Napiorkowski, Giovanni Chillemi, Masato Ooka, Xiaoping Yang, Shiliang Zhang, Menghang Xia, Wei Zheng, Jordi Bonaventura, Martin G Pomper, Jody E Hooper, Marisela Morales, Avi Z Rosenberg, Kendall W Nettles, Sanjay K Jain, Marcello Allegretti, Michael Michaelides (2022) The SARS-CoV-2 spike protein binds and modulates estrogen receptors. bioRxiv 2022.05.21.492920. doi: 10.1101/2022.05.21.492920.（プリプリント）（新型コロナウイルスのスパイクタンパク質がエストロゲン受容体に結合することを発見）

75. Sahin U, Muik A, Derhovanessian E, Vogler I, Kranz LM, Vormehr M, Baum A, Pascal K, Quandt J, Maurus D, Brachtendorf S, Lörks V, Sikorski J, Hilker R, Becker D, Eller AK, Grützner J, Boesler C,

Rosenbaum C, Kühnle MC, Luxemburger U, Kemmer-Brück A, Langer D, Bexon M, Bolte S, Karikó K, Palanche T, Fischer B, Schultz A, Shi PY, Fontes-Garfias C, Perez JL, Swanson KA, Loschko J, Scully IL, Cutler M, Kalina W, Kyratsous CA, Cooper D, Dormitzer PR, Jansen KU, Türeci Ö. (2020) COVID-19 vaccine BNT162b1 elicits human antibody and TH1 T cell responses. *Nature* **586(7830)**: 594-599.（mRNAワクチンを接種すると一時的にリンパ球が著しく減少する）

76. Krienke C, Kolb L, Diken E, Streuber M, Kirchhoff S, Bukur T, Akilli-Öztürk Ö, Kranz LM, Berger H, Petschenka J, Diken M, Kreiter S, Yogev N, Waisman A, Karikó K, Türeci Ö, Sahin U. A noninflammatory mRNA vaccine for treatment of experimental autoimmune encephalomyelitis. *Science* **371(6525)**: 145-153.（mRNAワクチンで制御性T細胞〔Treg〕が増強される。それを利用して自己免疫疾患を治せる可能性）

77. Seneff S, Nigh G, Kyriakopoulos AM, McCullough PA. Innate immune suppression by SARS-CoV-2 mRNA vaccinations: The role of G-quadruplexes, exosomes, and MicroRNAs.*Food Chem. Toxicol.* **164**: 113008.（mRNAが自然免疫を抑制する機序についての総説）

78. Nakano T, Ikeda Y. (2020) Novel indicator to ascertain the status and trend of COVID-19 spread: modeling study. *J. Med. Internet Res.* **22(11)**: e20144.（COVID-19の感染者数を予測するK値の発見）

79. 宮沢孝幸（2021）目玉焼き理論による新型コロナウイルス（SARS-CoV-2）対策 実験医学 **39(3)**: 322-329.（なぜ新型コロナウイルスの感染者数が自然に減少するのかを説明した論考）

80. Yoichi Ikeda, Kenji Sasaki, Takashi Nakano. (2022) A new compartment model of COVID-19 transmission: the broken-link model. *Int. J. Environ. Res. Public Health* **19(11)**: 6864.（COVID-19感染に関する新しいコンパートメントモデル：リンク切れモデル）

宮沢孝幸（みやざわ・たかゆき）
1964年、東京都生まれ。兵庫県西宮市出身。一般社団法人京都生命科学研究所代表理事。1990年、東京大学農学部畜産獣医学科卒業、獣医師免許を取得。東京大学大学院農学生命科学研究科獣医学専攻で動物由来ウイルスを研究。東大初の飛び級（修業年限短縮）で博士号（獣医学）を取得。英国グラスゴー大学博士研究員（日本学術振興会海外特別研究員）、東京大学農学部助手、英国ユニバーシティカレッジロンドン（UCL）名誉研究員を経て、大阪大学微生物研究所エマージング感染症研究センター助手、科学技術振興機構（JST）さきがけ研究21（PRESTO）チームリーダー、帯広畜産大学畜産学部獣医学科助教授、京都大学医生物学研究所准教授などを経て、2024年5月に京都大学を退職。著書に『京大 おどろきのウイルス学講義』『ウイルス学者の責任』（ともにPHP新書）などがある。

宝島社新書

ウイルス学者の絶望
（ういるすがくしゃのぜつぼう）

2023年2月24日　第1刷発行
2024年9月11日　第6刷発行

著　者　宮沢孝幸
発行人　関川　誠
発行所　株式会社　宝島社
〒102-8388 東京都千代田区一番町25番地
電話：営業　03(3234)4621
編集　03(3239)0646
https://tkj.jp
印刷・製本：中央精版印刷株式会社

ISBN 978-4-299-03760-2